突发事故现场处理手册

康维英　熊彩华　索南项杰　主编

西南交通大学出版社
·成都·

图书在版编目（CIP）数据

突发事故现场处理手册 / 康维英，熊彩华，索南项杰主编. —成都：西南交通大学出版社，2018.8

ISBN 978-7-5643-6298-0

Ⅰ. ①突… Ⅱ. ①康… ② 熊… ③ 索… Ⅲ. ①急救－手册 Ⅳ. ①R459.7-62

中国版本图书馆 CIP 数据核字（2018）第 169769 号

突发事故现场处理手册

康维英　熊彩华　索南项杰　主编

责任编辑	杨　勇
助理编辑	黄冠宇
封面设计	严春艳
出版发行	西南交通大学出版社 （四川省成都市二环路北一段 111 号 西南交通大学创新大厦 21 楼）
发行部电话	028-87600564　028-87600533
邮政编码	610031
网　　址	http://www.xnjdcbs.com
印　　刷	成都蓉军广告印务有限责任公司
成品尺寸	170 mm × 230 mm
印　　张	5.5
字　　数	88 千
版　　次	2018 年 8 月第 1 版
印　　次	2018 年 8 月第 1 次
书　　号	ISBN 978-7-5643-6298-0
定　　价	20.00 元

前　言

随着社会的飞速发展，各种突发事故的发生率在不断上升，事故和伤情也趋向复杂化，如车祸、地震、火灾、食物中毒等，伤情既有呼吸、心跳停止者，也有多处多种外伤并存，相互影响、互为因果等情况。目前，由于文化急救物品等因素影响，老百姓普遍缺乏，对突发事故现场伤情的有效的应对措施。而且突发事故现场，对猝死病人抢救的最佳时间只有 4 分钟，严重创伤者，其黄金抢救时间也只有是 30 分钟内。由此可见故事发生后的几分钟、十几分钟，是抢救危重伤员最重要的“救命的黄金时刻”。在此时间内，抢救及时、正确，生命极有可能被挽救；反之，会导致病情加重或生命丧失。通常人们总是将抢救危重病人及意外伤害者的希望，完全寄托与医院和医生，往往使处于生死之际的伤者，丧失几分钟或十几分钟最宝贵的救命“黄金时刻”。大量事实证明，突发事故现场中最有效的救援人员往往是“第一目击者”。所谓第一目击者是指离突发事故现场最近的人，可能是现场当事人，也有可能是恰巧碰见的路人。如果“第一目击者”对伤者实施有效的初步紧急处理措施，就可以达到挽救生命，减轻痛苦和伤残目的。简单有效地进行突发事故处理后，在医疗救护下或运用现代救援服务系统，将伤者迅速送到就近的医疗机构，继续进行救治，为伤病者的生命安全创造了有利条件。

故笔者编写此书的目的，是普及突发事故现场处理知识和技术，达到事故现场的“第一目击者”都能成为专业的现场处理员，能在“救命的黄金时刻”，对所需人群给予的最简单、最有效现场处理措施，从而达到控制伤害程度、减轻人员痛苦、防止伤情迅速恶化、抢救伤员生命，然后将其安全地护送到医院进行进一步的检查与治疗。

笔者编辑此书时，在积累了大量突发事故现场处理经验的基础上，通过通俗易懂的文字描述、图片展示、视频解说，达到易化难点、突出重点的作用，有利于在本校各专业学生和社会各层次人群学习了解。因笔者水平有限，本书难免出现疏漏之处，欢迎读者批评指正。

作　者

2018.04

目　录

第一章　概　述

【学习目标】

1. 了解突发事故现场处理的概念及特点。
2. 掌握突发事故现场处理的五个环节。
3. 掌握现场检伤分类原则。
4. 掌握简明检伤分类法。

【情景导入】

19岁小伙子上班时突然心脏骤停昏厥，鼓楼医院医护人员对他进行了2个小时不间断的心肺复苏，将他从死亡线上拯救回来，如果你在事发现场,在专业医护人员到来之前,对其小伙该如何实施现场处理措施?

【工作任务】

1. 指导学习者了解突发事故现场处理概念、特点、目的，帮助学习者建立对突发事故现场处理意识。
2. 指导学习者掌握突发事故现场处理的五个环节。
3. 指导学习者在突发事故现场处理中正确实施检伤分类。

一、定义

突发事故现场处理，是指在事故现场的“第一目击者”对遭受意外伤害的人员实施的院前应急处理，其目的是控制伤害程度、减轻人员痛苦、防止伤情迅速恶化、挽救伤员生命，然后将其安全地护送到医院进行进一步的检查与治疗。

本教材中，对具有一定专业知识、技术，能在突发事故现场，做出正确处理措施的“第一目击者”，称为“现场处理员”。

二、目的

1. 保存生命——恢复呼吸、心跳，止血，恢复意识。

2. 防止伤势恶化——处理伤口、固定骨部等。

3. 促进复原——避免非必要的移动、小心处理、保持最舒适的坐/卧姿势、善言安慰。

三、特点

1. 在突发事故现场，第一目击者具有处理伤员的知识、技术、意识，并能有效地实施。

2. 争分夺秒且有条不紊地实施突发事故现场处理措施。

3. 保证为进入医院进行下一步全面救治。

四、五个基本环节

突发事故现场处理最终目的是挽救生命，减轻伤残。无论是在作业场所、家庭或在马路等户外，还是在情况复杂、危险的现场，发现危重伤员时，“第一目击者”首先要保持镇定，沉着大胆，细心负责，理智科学地判断，在最短的时间内依次完成下列内容：

（一）评估现场安全性，做好自我防护，保护自身及伤员安全

突发事故现场，造成意外伤害的条件因素，对现场处理员也造成同样的危险。在突发事故现场，首先要评估周围环境的安全性，以确保自身与伤病员的安全。如在高速公路上发生的车祸现场，一般都在路中央，而来回疾驶车辆，对现场处理员也造成明显危险，故首先在要在发生车祸的车辆后，至少 50 米处，放置明γ显的警示牌。高速公路上，应在 150 米外设置警示牌。特殊情况如雨天或道路转弯处，应增加警示牌与事发现场的距离并打开车灯，以防继发性车祸。如没有警示牌，可用备用轮胎代替。

就地取材，做好自我防护，预防某些传染病。如对心跳、呼吸停止伤员，进行现场心肺复苏术时，就地取材，采用干净透气衣物角，替代呼吸面膜，以防呼吸道传染病传播。对出血的伤者采取现场止血时，可用干净塑料袋，代替一次性医用手套，另切忌，自身的伤口接触伤病员血液，以防血液系统中某些病毒传播，如乙型病毒性肝炎、艾滋病等。

（二）伤情初步判断

在意外伤害的事故现场，进行现场处理时应该沉着镇静，本着先抢救生命后减少伤残的急救原则，在最短的时间内，对伤员依次完成生命体征及伤情的判断。

1. 判断生命体征的内容包括以下方面

（1）神志：通过俯身，轻拍肩及大声问话等，判断伤病员的神志，如“同志，你怎么了？能听见我说话吗？”如图 1-1 所示。对问话刺激毫无反应者，应视为神志不清或消失，预示着病情较严重。另外应在最短的时间中，记录伤病员姓名、住址、受伤时间和经过等情况。

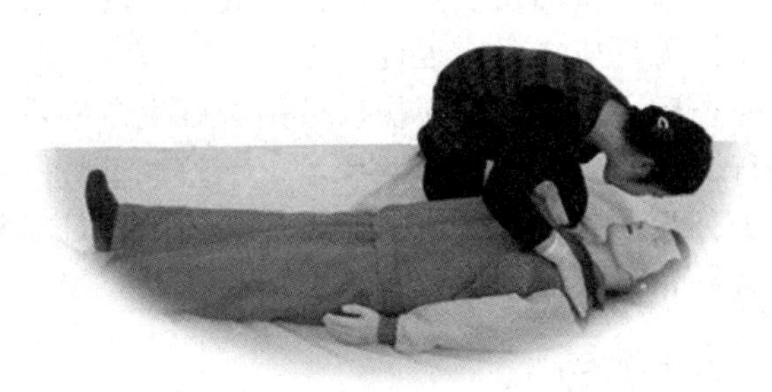

图 1-1

（2）呼吸：通过观察伤病员胸口的起伏，并对神志丧失及昏迷者，可采取一看、二视、三感觉方式，如图 1-2 所示。一看，是看胸廓起伏；二听，是听口鼻有无呼吸声；三感觉，是感觉口鼻有无呼吸气体进出。正常人每分钟呼吸 15 ~ 20 次，症情危重时出现鼻翼扇动、口唇紫绀、张口呼吸困难等表现，并有呼吸频率、深度、节律的异常。对呼吸停止者，要根据具体情况，查找呼吸停止的主要原因。

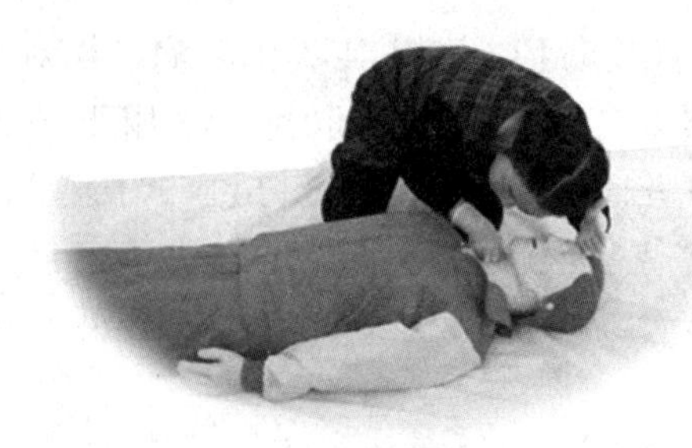

图 1-2

（3）脉搏：轻伤者取手腕部的桡动脉，伤情危重者，取平喉结两横指处的颈动脉，如图 1-2 所示，或大腿根部的股动脉。正常成年人心率为 60 ~ 100 次/分，大多数为 60 ~ 80 次/分，女性稍快。

（4）心跳：将耳紧贴伤员左胸壁可听到心跳，如图 1-2 所示，心脏跳动是生命存在的主要征象，当有危及生命的情况发生时，心跳将发生显著变化，甚至无法听清或停止。对心跳、呼吸骤停者，立即就地进行心肺复苏术。

（5）瞳孔：正常人两眼的瞳孔等大等圆，在光照下迅速缩小。但对于有颅脑损伤或病情危重的伤病员，两侧瞳孔可呈现一大一小或散大的状态，对光线刺激无反应或反应迟钝。

经过上述检查后，基本可判断伤病员是否有生命危险，如有危险，则立即就地进行心、脑、肺的复苏处理。如无危险，则进一步通过目视、触摸来判断有无外伤、骨折、失血、休克等现象。针对判断结果，分别对伤员实施包扎、止血、固定等现场处理措施。

2．伤情的检查内容

（1）头部：如图 1-3 所示，检查头部、颅骨、面部有无外伤或骨折。观察眼球表面有无出血及充血，检查视物是否清楚。观察耳、鼻有无血液或脑脊液流出。观察口腔内有无呕吐物、血液、食物或脱落牙齿，如发现牙齿有松脱或有义齿时，要及时取下。

（2）颈部：如图 1-4 所示，观察颈部外形及有无活动异常，检查有无压痛、颈项强直、气管偏移，注意有无颈椎损伤可能，如果怀疑有颈椎损伤，则应立即颈托固定或就地取材固定颈部。

（3）胸部：如图 1-5 所示，观察胸廓运动是否对称，有无创伤、出血，检查锁骨、肋骨有无压痛及变形，以确定是否骨折。

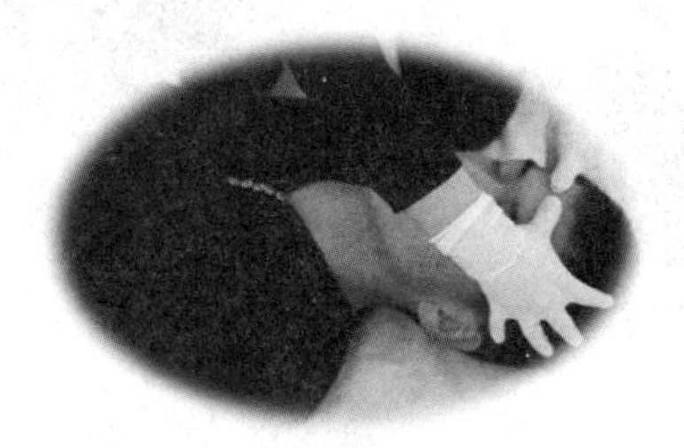

图 1-3

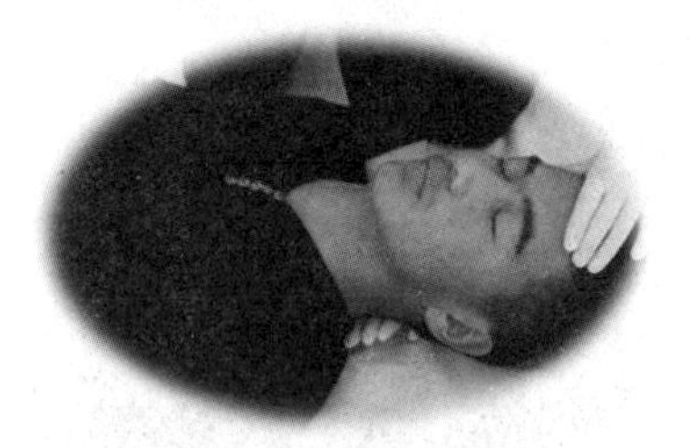

图 1-4

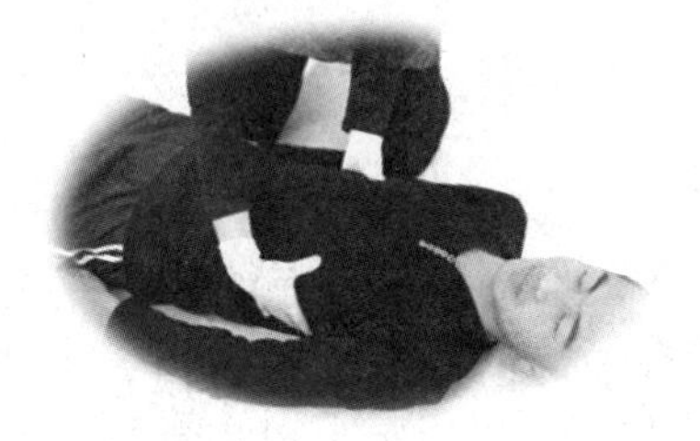

图 1-5

（4）脊柱：主要针对创伤病人，在未确定是否存在脊柱损伤时，切不可盲目搬动病人。检查时可用手平伸向病人后背自上而下触摸脊椎情况。

（5）腹部：如图 1-6 所示，观察腹部有无膨隆、凹陷及腹式呼吸情况，有无压痛或肌紧张，有无脏器损伤。

（6）骨盆：如图 1-7 所示，双手置于病人髋部两侧，轻轻施加压力，检查有无疼痛或骨折存在。另外还要检查有无生殖器损伤。

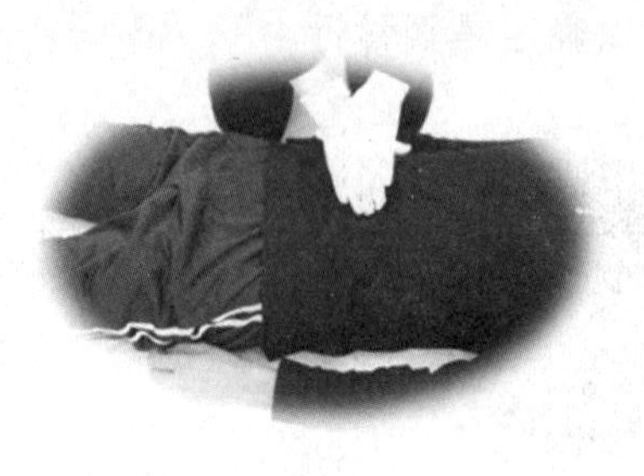

图 1-6

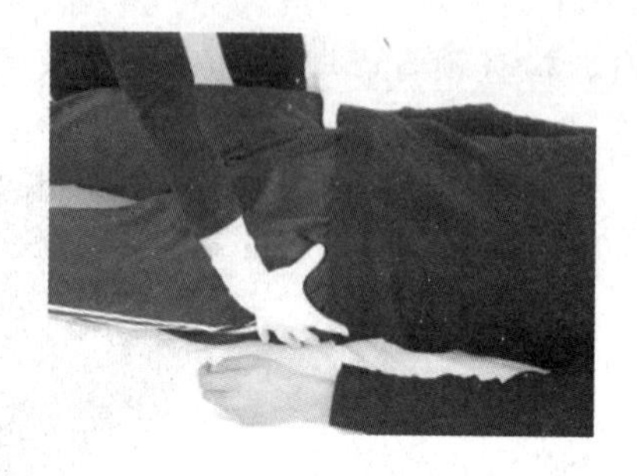

图 1-7

（7）四肢：如图 1-8 所示，观察四肢有无形态及运动异常，有无肿胀及疼痛，并注意双侧对比。

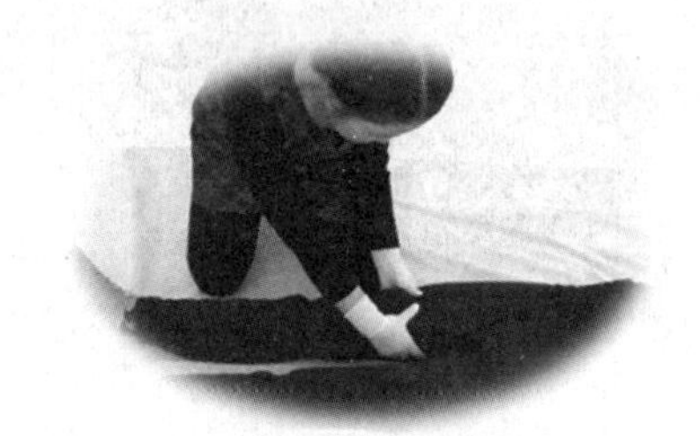

图 1-8

（三）拨打急救电话

在各种紧急场合下，现场处理员虽有一定的知识及技术，但在理论、器械及方法上都有一定的局限性。所以，尽快拨打或指定专人拨打 120 急救电话，与就近医院的医生取得联系，尽快让伤员得到后续治疗。

拨打急救电话时，需要准确地向救护者说明：

（1）伤员所在地的具体街道和主要标志。

（2）报告人姓名、联系电话。

（3）受伤的主要原因。

（4）受伤人数。

（5）伤员具体情况。

如果意外的伤害发生在旷野、倒塌的房屋内等不易被人发现的地方或在夜晚，受伤后立即争取得到他人的帮助，是自救的重要的措施之一。

大声呼叫是最简单易行的办法，如果伤员被困在地震后倒塌的建筑物，塌方后的矿井、隧道中，无法与外界取得联系。可用砖头，石块按照国际通用呼救信号“SOS”的规律，有节奏地敲击自来水管、暖气管或钢轨，发出声响吸引外部救护者的注意。但是这种敲击不宜过重，这样即可节省体力也可防止因敲击震动过大引起更大的塌方。在野外发生交通事故时，伤员被困在翻入沟内的汽车中，可按照国际通用的呼救信号“SOS”的规律鸣笛，闪动车灯吸引经过车辆的救援。如果独自一人在野外受伤，白天可用晃动的衣物，或用手表表盘对阳光的反射呼叫救援。夜晚可用手电筒、打火机、手机的光亮和声响吸引救援。

（四）原则

（1）先复后固的原则：遇到心跳呼吸骤停又有骨折者，应首先用口对口呼吸、胸外按压等技术使心肺脑复苏，直到心跳呼吸恢复后，再进行固定骨折的原则。

（2）先止后包的原则：遇到大出血又有创口者，首先立即用指压，止血带等方法止血，接着再简单清洁创口后进行包扎的原则。

（3）先重后轻的原则：遇到垂危的和较轻的伤病员时，就优先抢救危重者，后抢救较轻的伤病员。

（4）先救后送的原则：过去遇到伤病员，多数是先送后救，这样常耽误了抢救时机，致使不应死亡者道路途中丧失了性命。现在应把它颠倒过来，先救后送。在送伤病员到医院途中，不要停顿抢救措施，继续观察病伤变化，少颠簸，注意保暖，平安到达目的地。

（5）及时现场处理与呼救并重的原则：在遇到成批伤病员，又有多人在现场的情况时，通过及时呼救等措施，以较快地争取到急救外援。

（6）搬运与医护一致原则：过去在搬运危重伤病员时，搬运与医护、监护工作从思想和行动上的分家现象。搬运是由交通部门负责，途中医护是卫生部门来协助。在许多情况下，协调配合不好，途中应该继续抢救却没有得到保障，加之车辆严重颠簸等情况，结果增加了伤病员不应有的痛苦和死亡。这种情况在国内外屡见不鲜。医护和抢救应在任务要求一致、协调步调一致、完成任务一致的情况下进行。在运送危重伤病员时，就能减少痛苦，减少死亡，安全到达目的地。

（五）伤员转运

紧急情况发生时，造成人员死亡和受伤是难以避免。及时运送伤员到医疗技术条件较好的医院可减少伤亡，具体操作见后第二章第五节。

五、检伤分类

（一）目的和意义

当发生伤亡人员众多的严重突发事故事件时，现场往往没有足够的医疗救援资源。检伤分类的目的是合理利用现场有限的人力、物力，对大量伤病员进行快速有效的检伤、分类、处置，确定哪些有生命危险应优先获得救治，哪些可暂不救治，哪些即使立即救治也无法挽回其生命而不得不暂缓救治，从而最大限度地提高生存率，尽可能地减轻伤残程度，并安全、及时地将伤员转运至有条件的医院进一步治疗。

（二）分类原则

（1）危重患者：第一优先，有危及生命的严重创伤，但经及时治疗能够获救，应立即标示红标，优先给予处理及转运。现场先简单处理致命伤、控制大出血、支持呼吸等。并尽快送就近医院。如气道阻塞、活动性大出血及休克、开放性胸腹部创伤、进行性昏迷、颈椎损伤、超过50%的Ⅱ°～Ⅲ°烧烫伤等。

（2）重症患者：第二优先，有严重损伤，但经急救处理后生命体征或伤情暂时稳定，可在现场短暂等候而不危及生命或导致肢体残缺，标记为黄色，给予次优先转运。如不伴意识障碍的头部创伤、不伴呼吸衰竭的胸部外伤、除颈椎外的脊柱损伤等。

（3）轻症患者：第三优先，可自行行走无严重损伤，其损伤可适当延迟转运和治疗，应标记为绿色，将伤者先引导到轻伤接收站。如软组织挫伤、轻度烧伤等。

（4）死亡或濒死者：第四优先，已死亡或无法挽救的致命性创伤造成的濒死状态。如呼吸、心跳已停止，且超过12分钟未给予心肺复苏救治，或因头、胸、腹严重外伤而无法实施心肺复苏救治者，应标记为黑标，停放在特定区域。

（三）简明检伤分类法

此法被很多国家和地区采用，适用于突发事故现场，短时间内大批伤员的初步检伤，由最先到达的急救人员对伤病员进行快捷地辨别及分类。通常分为四步：

（1）行动检查。

① 行动自如（能走）的伤员为轻伤患者，标绿标。

② 不能行走的伤员检查第二步。

（2）呼吸检查。

① 无呼吸者，标黑标。

② 呼吸频率 > 30 次/分或 < 6 次/分，为危重患者，标红标。

③ 每分钟呼吸 6 ~ 30 次者，检查第三步。

（3）循环检查。

① 桡动脉搏动不存在，或甲床毛细血管充盈时间 > 2 秒者，或脉搏 > 120 次/分，为危重患者，标红标。

② 甲床毛细血管充盈时间 < 2 秒者，或脉搏 < 120 次/分，检查第四步。

（4）清醒程度。

① 不能回答问题或执行指令者，标红标。

② 能够正确回答问题和执行指令，标黄标或绿标。

课后练习

1. 简述突发事故现场处理的原则。
2. 简述突发事故现场处理的五个环节。
3. 简述突发事故现场检伤分类目的？原则、方法。

第二章　突发事故现场处理技术

第一节　心肺复苏术

【学习目标】

1. 了解心跳、呼吸骤停对机体危害性及现场实施心肺复苏术的重要性。

2. 掌握呼吸、心脏骤停的判断指标。

3. 掌握心肺复苏术操作流程。

【工作情景与任务】

【导入情景】

李某，男，72岁，在家里观看足球比赛电视实况转播时，突然倒在沙发上，家人呼之不应，打120求救，问李某发生什么情况？如果你在现场，该如何处理？

【工作任务】

1. 指导学习者了解心脏骤停对机体的危害性及现场实施心肺脑复苏术的重要性。

2. 指导学习者掌握判断心脏骤停指标。

3. 指导学习者掌握现场实施心肺复苏术成功的指标。

4. 指导学习者具有现场急救及宣传预防心脏骤停，珍惜生命意识。

在突发事故现场，对各种原因引起的心脏骤停者，如在4分钟内实施初步的心、肺、脑复苏，在8分钟内由专业人员进一步心脏救生，死而复生的可能性最大。因此在急救现场由第一目击者在无人身安全危险的情况下，对心脏、呼吸骤停的伤员，及时就地实施正确有效的心肺脑复苏术，为专业救护人员进一步完成后期急救措施，保存伤者生命，减少致残率，创造了条件。

具体操作步骤如下；

（1）评估周围环境，如图 2-1-1 所示，确保自身与伤员安全，避难在危险地段实施该项技术。

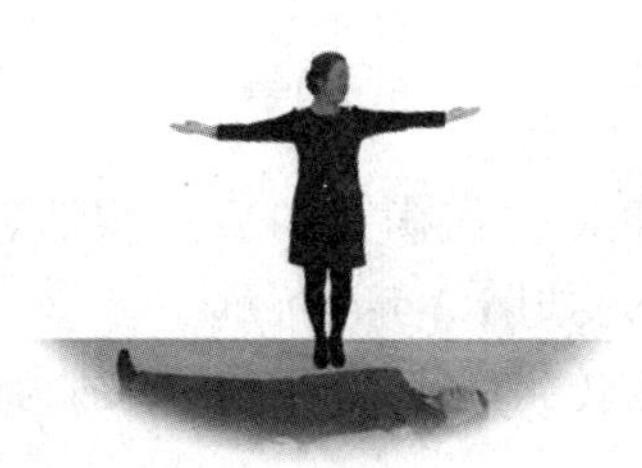

图 2-1-1

（2）意识的判断：采取如图 2-1-2 所示姿势，嘴贴近伤病员耳旁，用双手轻拍病人双肩，大声问：“喂！你怎么了？”以判断有无反应意识。

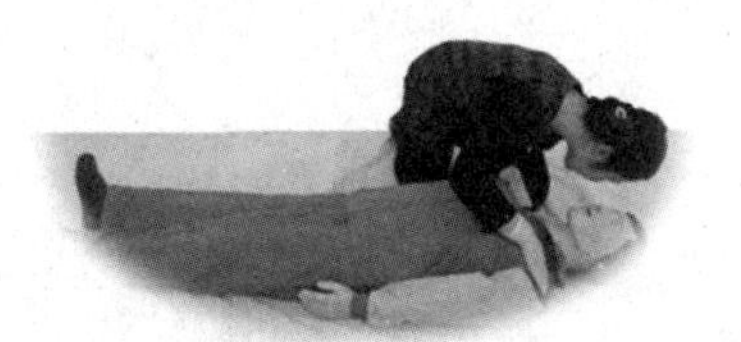

图 2-1-2

（3）摆正体位：

① 使伤员处于仰卧位，放在坚硬的地板上，头颈躯干处于同一水平线上。其具体操作如下：现场处理员位于伤病员一侧，将伤病员的双上肢向头部伸直，如图 2-1-3（a）、2-1-3（b）、2-1-3（c）所示。

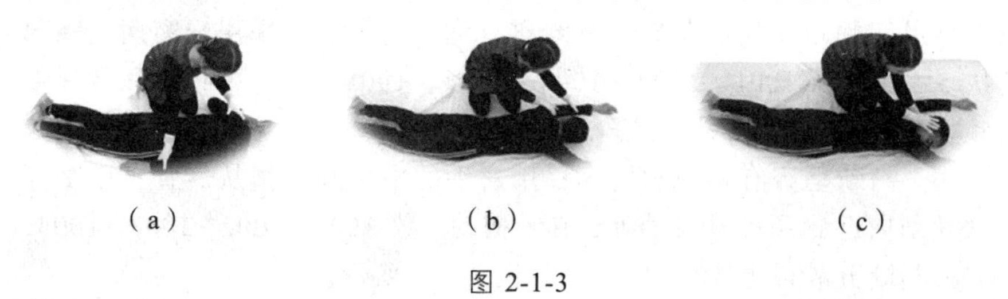

（a）　（b）　（c）

图 2-1-3

② 将伤病员远离现场处理员一侧的小腿放在另一侧腿上，如图 2-1-4 所示。

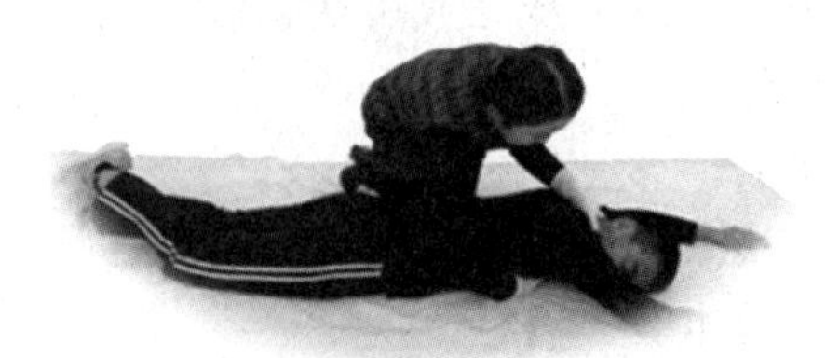

图 2-1-4

③ 现场处理员一手托住伤病员的后头颈部，另一只手插入远离自身，伤员的腋下或胯下，如图 2-1-4 所示。

④ 将伤病员整体翻转到处理者同侧，并翻为仰卧位，再将伤病员上肢置于身体两侧。

（4）现场寻求会处理者协助，如图 2-1-5 所示，可以这样说“现场谁会心肺复苏术？和我一起来处理伤员”，同时指定现场专人拨打 120 急救电话。为后期转运及进一步救治创造条件。

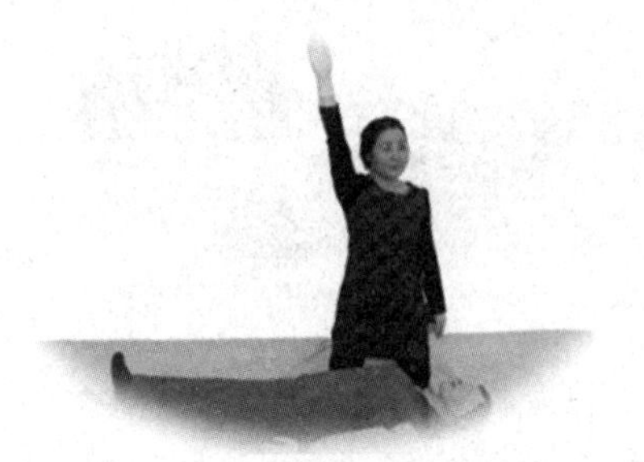

图 2-1-5

（5）判断呼吸、心跳：如图 2-1-6 所示，以伤病员单肩为中心，现场处理员双膝距伤病员单肩一拳距离，跪于肩一侧，采用观察病人胸部起伏 5 ~ 10 秒（1001、1002、1003、1004、1005…）有无呼吸和其呼吸的频率！

（6）判断是否有颈动脉搏动；用右手的中指和食指从气管正中平环状软骨划向近侧颈动脉搏动处，有无搏动（数 1001，1002，1003，1004，1005…判断五秒以上 10 秒以下）如图 2-1-6 所示。

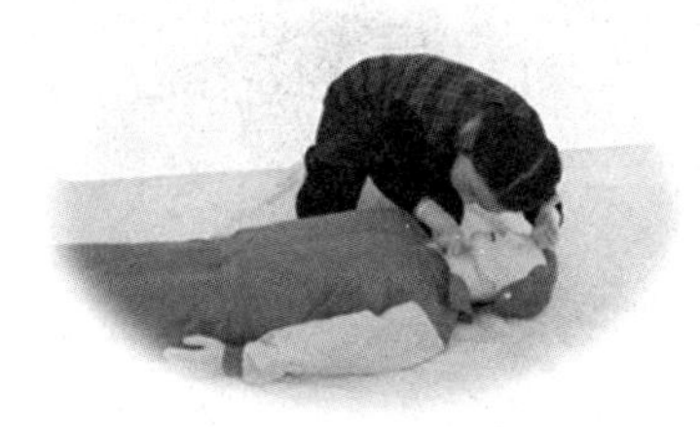

图 2-1-6

（7）对心跳、呼吸停止者，即刻启动心肺复苏术。解开衣领、松开裤腰带，充分暴露胸部，以正确实施该项技术。胸外心脏按压时；位置：两乳头连线中点（胸骨中下 1/3 处）；方法：用左手掌跟紧贴病人的胸部，两手重叠，左手五指翘起，双臂深直，用上身力量用力按压 30 次（按压频率 100 ~ 120 次/分，按压深度为 5 ~ 6 cm），如图 2-1-7、2-1-8、2-1-9 所示。

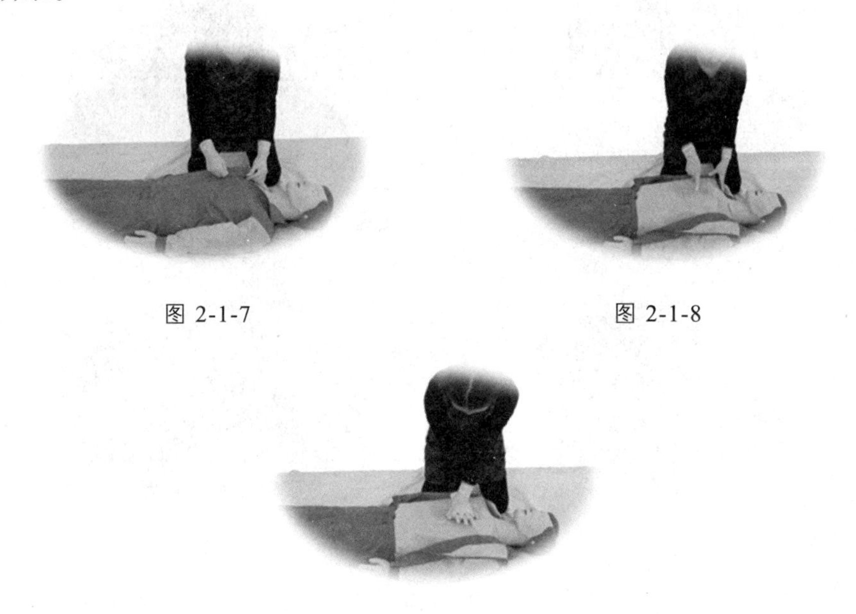

图 2-1-7

图 2-1-8

图 2-1-9

（8）仰头抬颌法，如图 2-1-10 所示，确认口腔无分泌物，无假牙。如有假牙或口腔异物，将伤病员头偏向现场救护员同侧，用纱布块缠绕右手食指、中指后，将其伸入伤病员口腔中，从对侧掏向同侧。

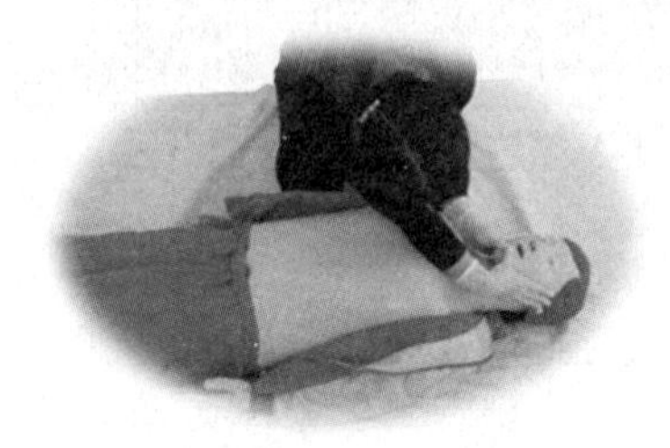

图 2-1-10

（9）人工呼吸：① 开放气道，如图 2-1-11 所示，仰头举颌法，在口鼻处放置透气隔离膜，以防呼吸道传染病，如图 2-1-12 所示。② 进行口对口人工呼吸，如图 2-1-13 所示，进行 2 次送气，有条件下用简易呼吸器，一手以“CE”手法固定，一手挤压简易呼吸器，每次送气 400 ~ 600 mL，频率 10 ~ 12 次/分，如图 2-1-14 所示。

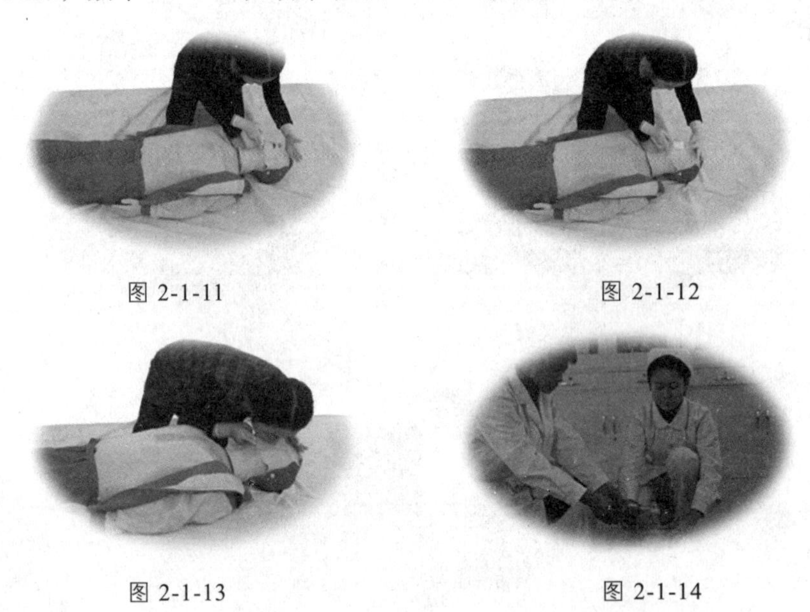

图 2-1-11　　图 2-1-12

图 2-1-13　　图 2-1-14

（10）持续 2 分钟的高效率的 CPR：以心脏按压和人工呼吸用 30 : 2 的比例进行，连续操作 5 个周期。周围如有 AED 尽快使用 AED 仪器进行心脏复苏。

（11）判断复苏是否有效，听是否有呼吸音，同时触摸是否有颈动脉搏动，如图 2-1-15 所示。

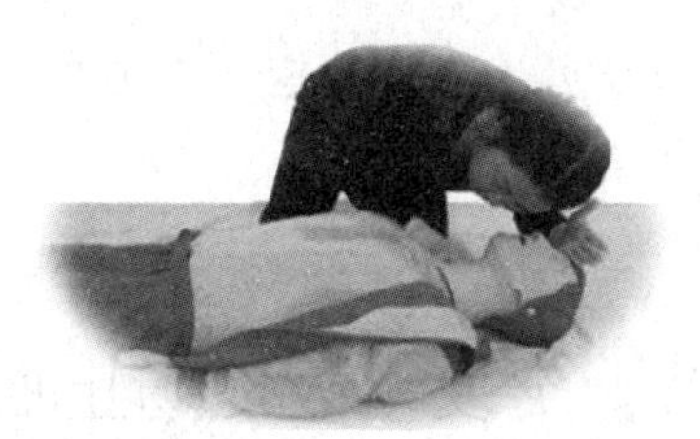

图 2-1-15

（12）如抢救成功后，恢复复原体位，具体操作如图 2-1-16、2-1-17、2-1-18、2-1-19、2-1-20、2-1-21 所示。

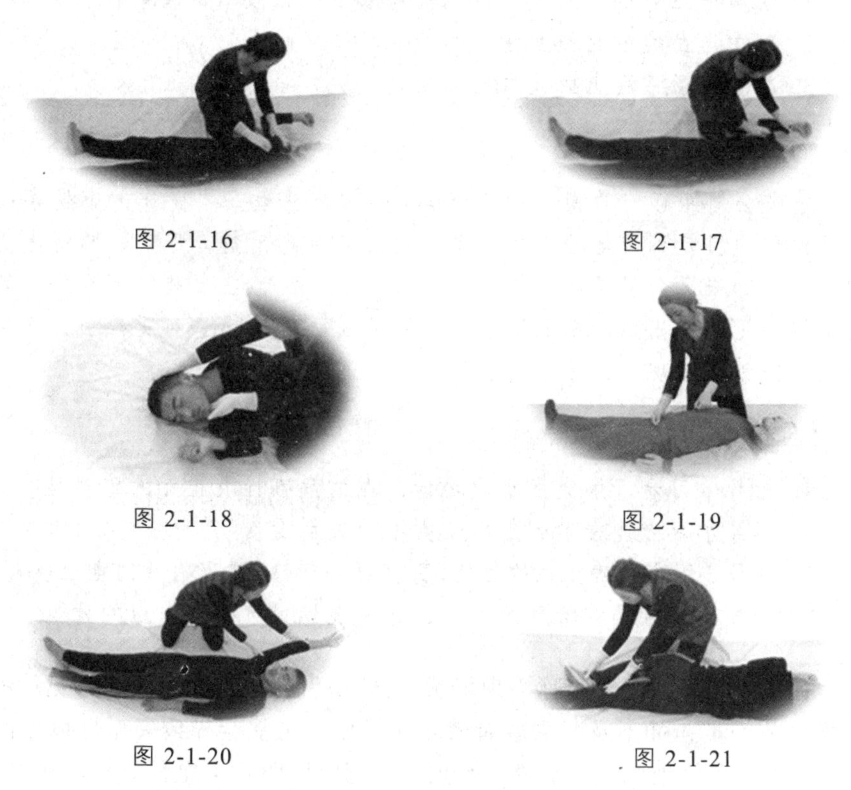

图 2-1-16　图 2-1-17

图 2-1-18　图 2-1-19

图 2-1-20　图 2-1-21

（13）护理病人，把病人交给医院医生进行进一步生命支持。

课后练习

1. 叙述心肺复苏术指标。

2. 叙述胸外按压部位、深度、频率、人工呼吸与按压比例。
3. 演示心肺复苏术操作流程。

第二节　突发事故现场止血技术

【学习目标】

1. 了解出血对机体的危害性及现场采用止血技术的重要性。
2. 熟悉出血类型及失血量的判断。
3. 掌握现场常用止血技术。

【情景导入】

宁沪公路距西宁收费站约 1 500 米处因车祸致一人受伤，突发事故现场处理人员赶到现场检查后发现，受伤者神志清楚，呼吸、脉搏尚正常，口咽部未见明显异物及出血，仅诉有点心慌，左上肢疼痛难忍，其左前臂可见外伤出血；左下肢小腿前面见创面约 8 cm，可见渗血，疼痛明显，假如你在现场，该如何处理？

【工作任务】

1. 指导学习者了解突发事故现场出血的危害性及止血的重要性。
2. 指导学习者能准确判断出血类型及失血量。
3. 指导学习者明确止血的目的，并能结合伤情，采取有效的止血技术。
4. 指导学习者具宣传预防外伤，并能现场紧急处理出血的意识。

在突发事故现场（简称为现场），因外伤引起大出血者较为常见，对大出血的伤员，如不及时采取有效止血措施，可能会导致失血性休克而危及生命。在处理此类出血性外伤时，首先应该明确出血种类和出血量，根据出血种类和量的不同，采取的止血方法也不同。

一、出血种类

1. 内出血：体表看不见，血液由血管破裂处，流入组织、脏器、体腔内，如腹腔、胸腔出血。

2. 外出血：体表可见，血管破裂后，血液经皮肤损伤处流出体外，如手指切割伤的出血。

二、失血的表现

按失血量不同，可分为以下几种。

1. 轻度失血：成年人失血量在 500 mL 时，没有明显的症状。

2. 中度失血：失血量在 800 mL 以上时，伤者会出现面色、口唇苍白，皮肤出冷汗，手脚冰冷、无力，呼吸急促，脉搏快而微弱等。

3. 重度失血：失血量达 1 500 mL 以上时，会引起大脑供血不足，伤者出现视物模糊、口渴、头晕、神志不清或焦躁不安，甚至出现昏迷症状。

三、止血目的

大出血短时间内可危及生命，故现场及时采取有效止血方法，以达到防止大出血引起失血性休克目的。因此在现场，排除心跳、呼吸暂时停止伤员外，首先应该处理外出血的大出血患者，另内出血止血措施较复杂，需要在医院手术室中完成，故在此只谈外出血现场处理技术。

四、外出血常用的止血方法

（一）直接压迫止血法

适用于外伤表浅，出血量少者，操作要点如下。

（1）评估周围环境，做好自我防护。

（2）快速检查伤口，如有异物，清除异物。

（3）就地取材，遵循用干净、柔软布类作为压迫止血辅料。手持辅料，用手掌心直接压迫在伤口上，达到止血目的。

（4）持续压迫 10 ~ 15 min。

（5）如果辅料被血湿透，不要更换，继续在上面加盖辅料。

（6）压迫出血部位时，要用力，以达到加压止血目的。

（二）指压止血法

适用于头、颈部和四肢的动脉出血，是一种简单有效的临时性止血方法。根据动脉的走向，在出血伤口的近心端，通过用手指，将血管按压在骨骼上，使血管闭塞、血流中断而达到止血的目的。

（1）颞浅动脉：此法用于头部发际、前额及颞部的动脉破裂出血。站在伤员伤侧身后，一手固定伤员头部，另一手拇指垂直压迫伤侧耳屏前上方约 1.5 cm 凹陷处，可感到动脉搏动，其余四指托住下颌，如图 2-2-1、2-2-2 所示。

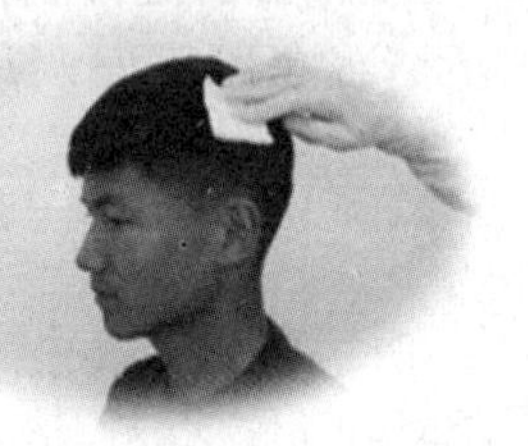

图 2-2-1

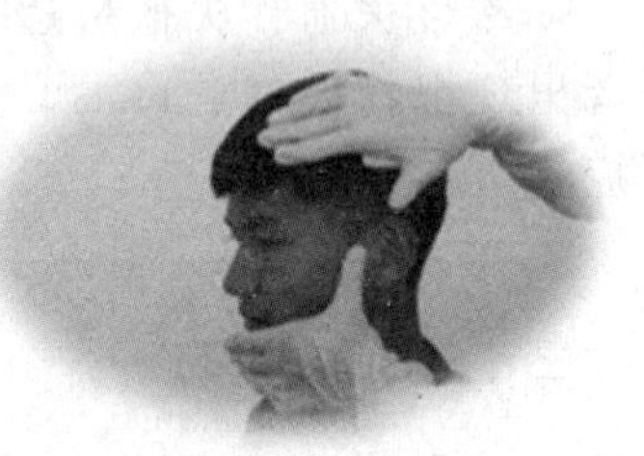

图 2-2-2

（2）面动脉：此法用于颌部及颜面部的动脉破裂出血，站在伤员伤侧身后，一手固定伤员头部，另一手拇指在下颌角前上方约 1.5 cm 处，向下颌骨方向垂直压迫，其余四指托住下颌，如图 2-2-3、2-2-4 所示。

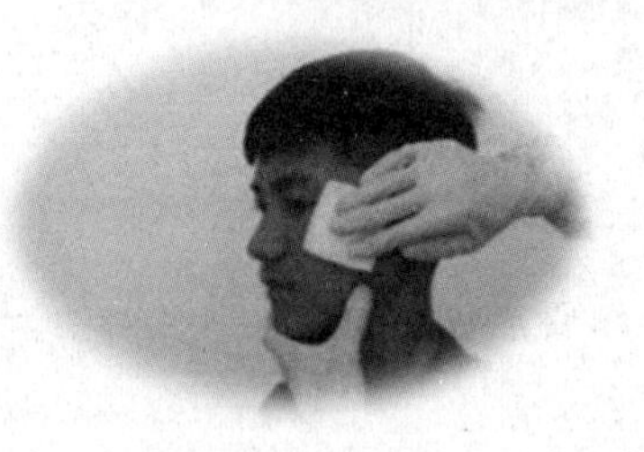

图 2-2-3

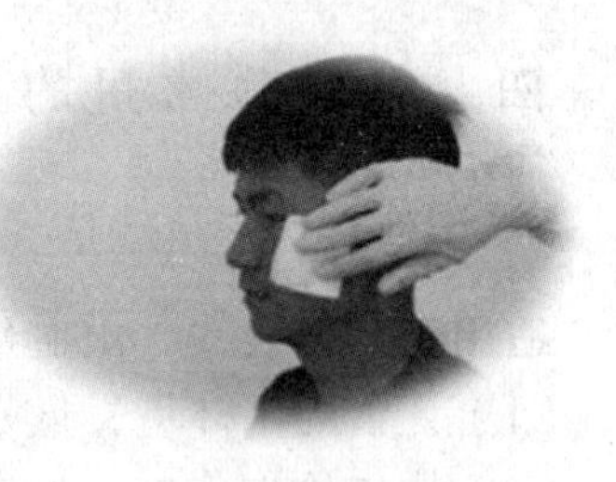

图 2-2-4

（3）颈动脉：此法用于头、颈、面部动脉破裂的大出血，且压迫其他部位无效时。面对伤员，一手固定伤员头部；另一手拇指在伤侧的胸锁乳突肌内侧缘动脉搏动处，向颈椎方向压迫，其余四指固定在颈后部，如图 2-2-5、2-2-6 所示。非紧急情况勿用此法，不得同时压迫两侧颈动脉。

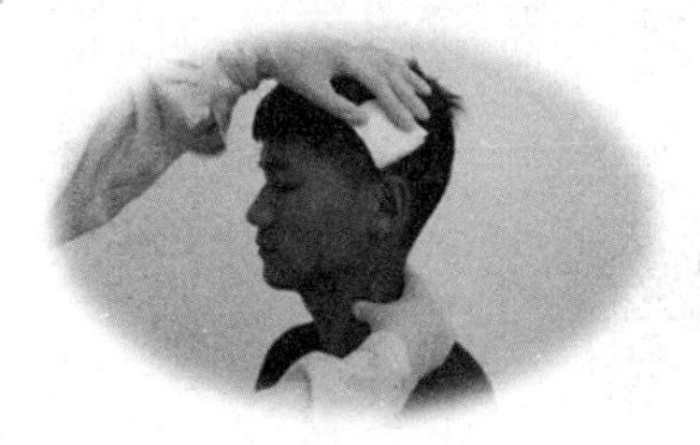

图 2-2-5

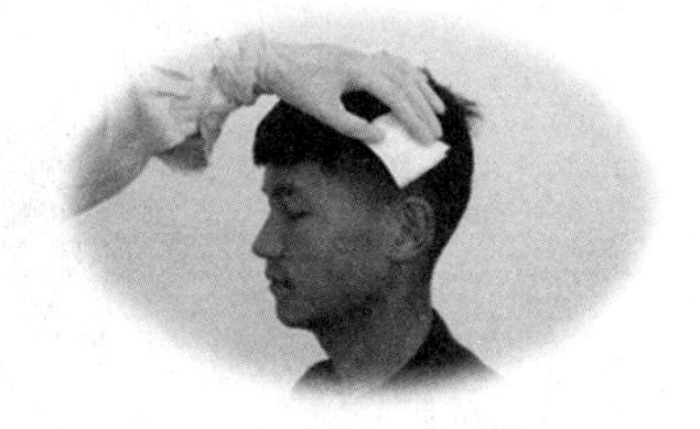

图 2-2-6

（4）锁骨下动脉：此法用于肩部、腋窝及上肢的动脉破裂出血。面对伤员，一手拇指在锁骨上窝中点动脉搏动处，向下垂直压迫，其余四指固定肩部，如图 2-2-7、2-2-8 所示。

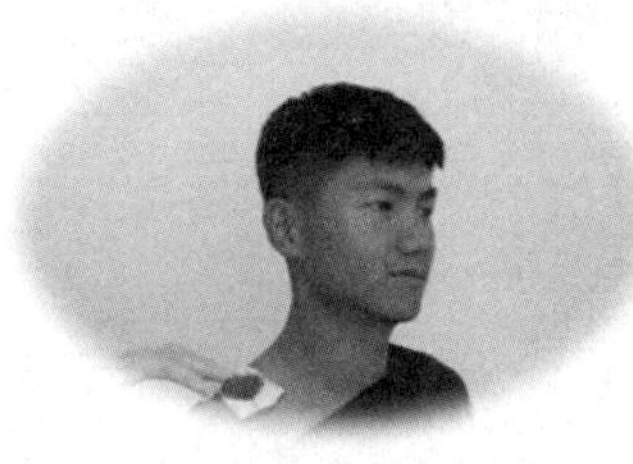

图 2-2-7

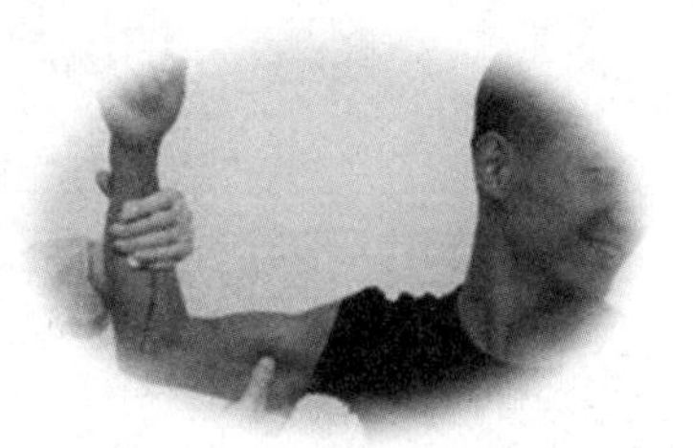

图 2-2-8

（5）肱动脉：此法用于手、前臂及上臂的动脉破裂出血。站在伤员伤侧，面对伤员，一手握住伤肢腕部，将上肢外展外旋，并屈肘抬高上肢；另一手拇指在上臂肱二头肌内侧缘动脉搏动处，向肱骨方向垂直压迫，如图 2-2-9 所示。

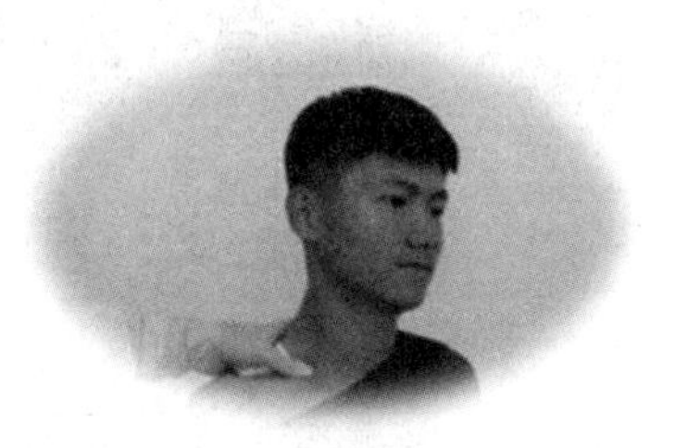

图 2-2-9

（6）尺、桡动脉：此法用于手部的动脉破裂出血。面对伤员，双手拇指分别在腕横纹上方两侧动脉搏动处垂直压迫，如图 2-2-10 所示。

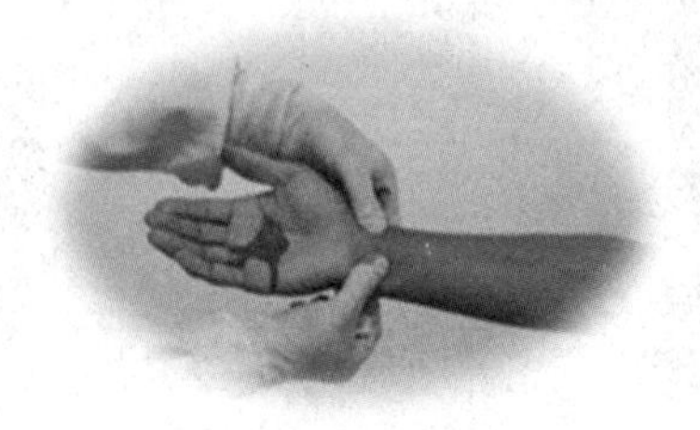

图 2-2-10

（7）指动脉：此法用于手指动脉破裂出血。一手握住伤员手腕；另一手拇指、食指分别捏住伤指根部左右两侧，如图 2-2-11 所示。

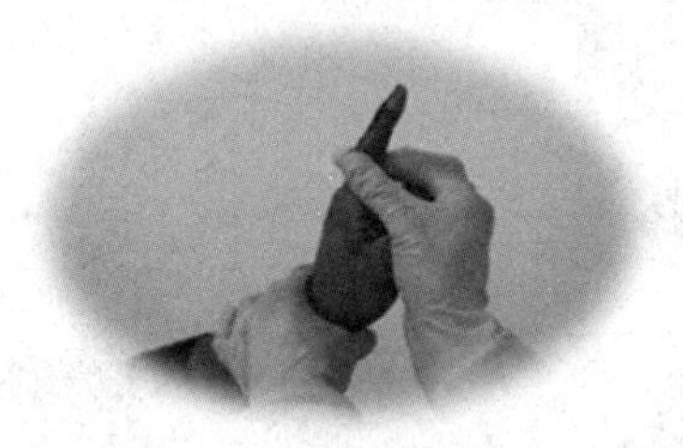

图 2-2-11

（8）股动脉：此法用于大腿、小腿及足部的动脉破裂的大出血。面对伤员，两手拇指重叠放在腹股沟韧带中点稍下方动脉搏动处，用力垂直向下压迫，两手其余四指固定大腿。亦可直接用手掌或拳头垂直压迫股动脉，如图 2-2-12 所示。

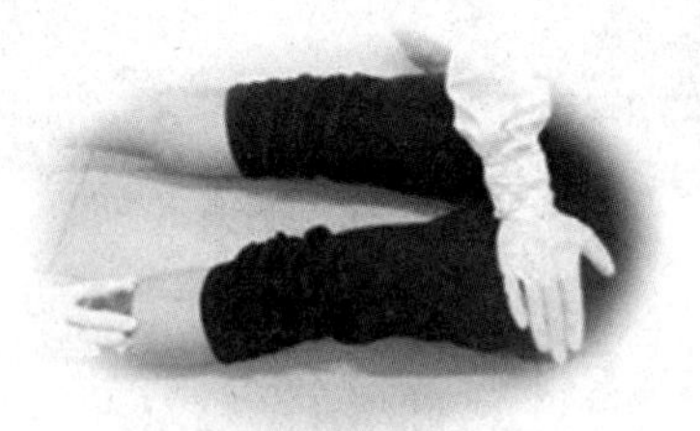

图 2-2-12

（9）腘动脉：此法用于小腿及足部的动脉破裂出血。双手拇指重叠放在腘窝横纹中点动脉搏动处，垂直向下压迫，两手其余四指固定膝部。

（10）足背及胫后动脉：此法用于足部的动脉破裂出血。两手拇指分别压迫足背中间近脚腕处（足背动脉）及足跟内侧于内踝之间处（胫后动脉）两手其余四指分别固定足部与踝部，如图 2-2-13 所示。

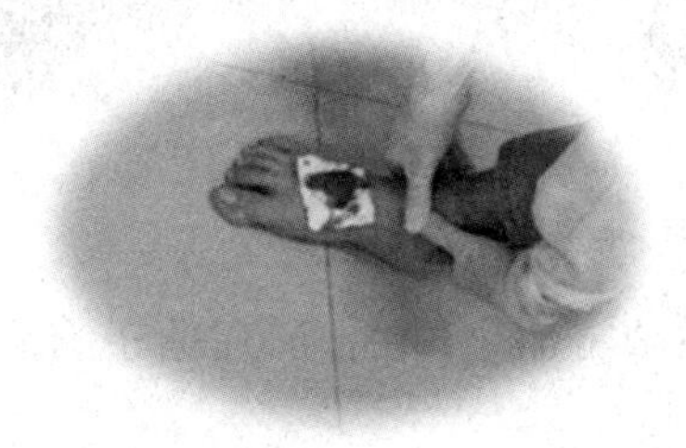

图 2-2-13

（三）加压包扎止血法

适用于小动脉、静脉及毛细血管出血，是现场中最常用的止血方法之一，操作要点如下：

（1）让伤员卧位，抬高上肢，检查伤口有无异物，如有，简单处理异物。

（2）用消毒纱布或干净的手帕、毛巾、衣物等敷于伤口上，辅料要超过伤口至少 3 cm。

（3）用三角巾或绷带加压包扎，压力以能止住血而又不影响伤肢的血液循环为合适。

（4）若伤处有骨折时，须另加夹板固定。关节脱位及伤口内有碎骨存在时不用此法。

（5）加压抱扎止血完毕后，检查末梢血液循环。

（四）加垫屈肢止血法

适用于上肢和小腿出血，在没有骨折和关节伤时可采用。

（1）上肢加垫屈肢止血。

① 前臂出血，在肘窝处放置纱布垫或毛巾、衣物等物，肘关节屈曲，用绷带或三角巾屈肘位固定，如图 2-2-14、2-2-15 所示。

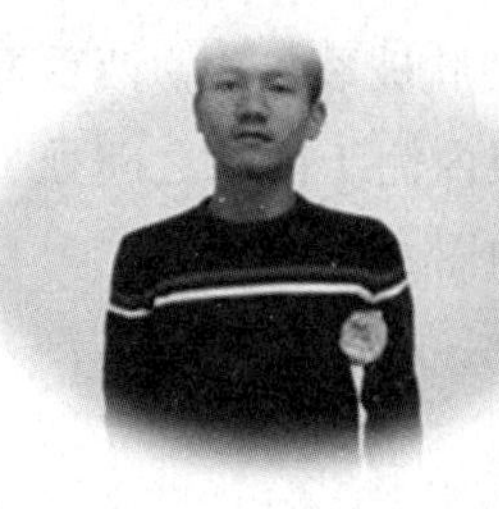

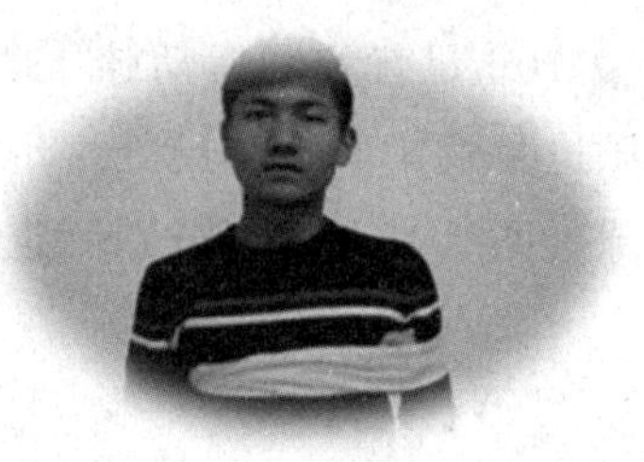

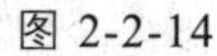

图 2-2-14　　图 2-2-15

② 上臂出血，在腋窝加垫，使前臂屈曲于胸前，用绷带或三角巾将上臂固定在胸前。

（2）下肢加垫屈肢止血。

① 小腿出血，在腘窝加垫，膝关节屈曲，用绷带或三角巾屈膝位固定，如图 2-2-16、2-2-17 所示。

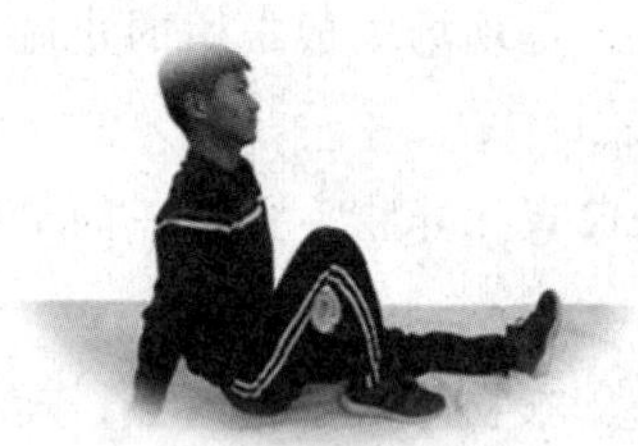

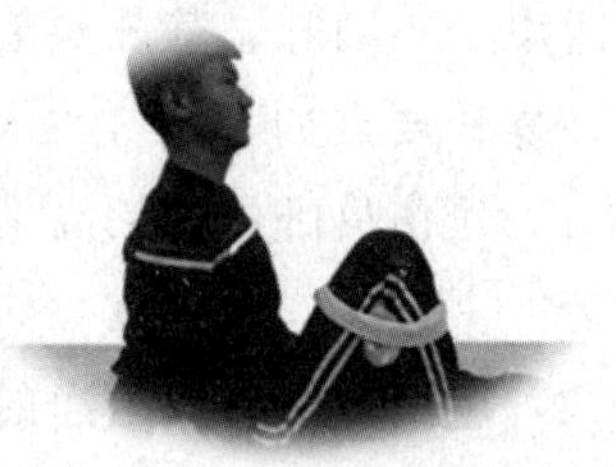

图 2-2-16　　图 2-2-17

② 大腿出血，在大腿根部加垫，屈曲髋、膝关节，用三角巾或绷带将腿与躯干固定。

注意肢体远端的血液循环，每隔 50 min 缓慢松开 3 ~ 5 min，防止肢体坏死。

（五）填塞止血法

适手于颈部和臀部等处较大而深的伤口。

操作方法如下：

（1）现场利用矿泉水、清水等作简单冲洗。

（2）用干净面布塞入伤口内，包扎固定。

（3）颅脑外伤引起的鼻、耳、眼等处出血不能用填塞止血法。

（六）布料止血带止血法

仅限于现场无止血带的紧急情况时临时使用。因布料止血带没有弹性，很难真正达到止血目的，如果过紧会造成肢体损伤或缺血性坏死，因此，仅可谨慎短时间使用，禁忌用铁丝、绳索、电线等当作止血带使用。

（1）具体操作见视频。

（2）使用止血带时应注意事项。

绞棒式止血法

① 上止血带时，皮肤与止血带之间不能直接接触，应加垫敷料、布垫或将止血带上在衣裤外面，以免损伤皮肤。

② 上止血带要松紧适宜，以能止住血为度。扎松了不能止血，扎得过紧容易损伤皮肤、神经、组织，引起肢体坏死。

③ 上止血带时间过长，容易引起肢体坏死。因此，止血带上好后，要记录上止血带的时间，并每隔 40～50 分钟放松一次，每次放松 1～3 分钟。为防止止血带放松后大量出血，放松期间应在伤口处加压止血。

④ 运送伤员时，上止血带处要有明显标志，不要用衣物等遮盖伤口，以妨碍观察，并用标签注明上止血带的时间和放松止血带的时间。

课后练习：

1. 成年人失血量在______mL，称为轻度失血，在____mL 称为中度失血，在______mL 时称为重度失血。

2. 现场除__________暂时停止的伤员外，首先应该处理__________伤员。

3. 现场采取止血的目的________________________________。

4. 常用外出血的止血方法_________法、_________法、_________法、_________法、_____________________法、_________法。

5. 直接压迫止血法适用于__________者，遵循用__________作为压迫止血辅料，如果辅料被血湿透，不要______辅料，________在上面加盖辅料，压迫持续_________分钟。

6. 指压止血法适用于________________的动脉出血的一种简单临

时止血法。头部发际范围内及前额、颞部的动脉破裂出血时，其压迫点在________________前上方约 1.5 cm 凹陷处；

7. 股动脉指压止血法适用于________、________及________的动脉破裂的大出血伤员，其指压点为__________处，亦可直接用__________或__________垂直压迫股动脉。

8. 布料止血法仅仅限于现场__________________时临时使用，禁忌用______________等当作止血带。上止血带时_________________之间不能直接接触，应加 ________________。上止血带要________________适宜，要记录上止血带时间，并每隔______分钟要放松一次。

第三节 现场包扎技术

【学习目标】

1. 了解现场包扎的目的、材料、注意事项。
2. 熟悉常用包扎方法。
3. 掌握各类包扎的适应症及方法。

【情景导入】

体育课上，小明同学在长跑中摔到，左膝盖被擦伤，如果你在现场，该如何处理？

【工作任务】

1. 指导学习者理解现场实施包扎术的重要性、紧迫性。
2. 指导学习者掌握各类包扎技术，并明确其适应症。
3. 指导学习者在现场结合伤情，具有检伤、分析及灵活应用各类包扎技术能力。

现场包扎技术是各种外伤中最常用、最重要、最基本的紧急技术之一。在现场及时采取有效包扎技术，可以达到压迫止血、保护伤口、减少伤口污染、固定敷料、防止感染、固定骨折和减少疼痛等目的。

一、包扎材料

三角巾、绷带卷。三角巾：用边长为 1 米的正方形纱巾将对角剪开即分成二块三角巾，顶角外加的一根带子称顶角系带，斜边称底边.为了方便不同部位的包扎，可将三角巾叠成带状，称带状三角巾，或将三角巾在顶角附近与底近中点折叠成燕尾式，称燕尾式三角巾绷带卷，如图 2-3-1 所示。

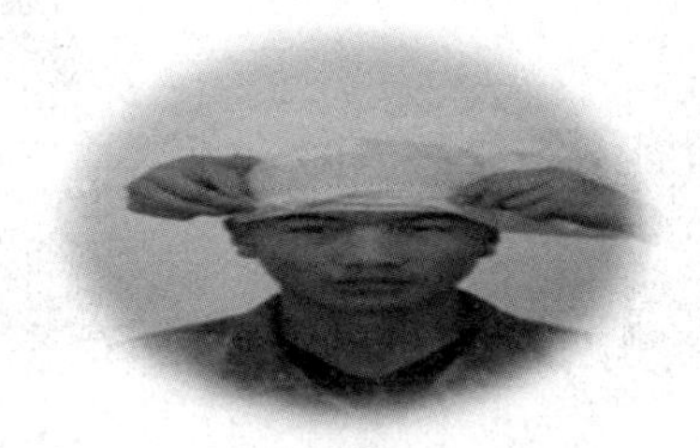

图 2-3-1

二、包扎方法

（一）三角巾包扎

1．头部包扎

（1）三角巾帽式包扎：适用于头顶部外伤，先在伤口上覆盖无菌纱布（所有的伤口包扎前均先覆盖无菌纱布，以下不再重复），把三角巾底边的正中放在伤员眉间上部，顶角经头顶拉到脑后枕部，将底边经耳上向后拉紧压住顶角，然后抓住两个底角在枕部交叉后，反回到额部中央打结，如图 2-3-2、2-3-3、2-3-4 所示。

（2）三角巾双眼包扎：适用于双眼外伤，将三角巾折成三指宽带状，中段放在头后枕骨上（如图 2-3-5 所示），两旁分别从耳上拉向眼前，在双眼之间交叉，再持两端分别从耳下拉向头后枕下部打结固定（如图 2-3-6、2-3-7 所示）。即使单眼外伤也应该双眼包扎，因为若仅包扎伤眼，健侧眼球活动必然会带动伤侧眼球活动，不利于稳定伤情。

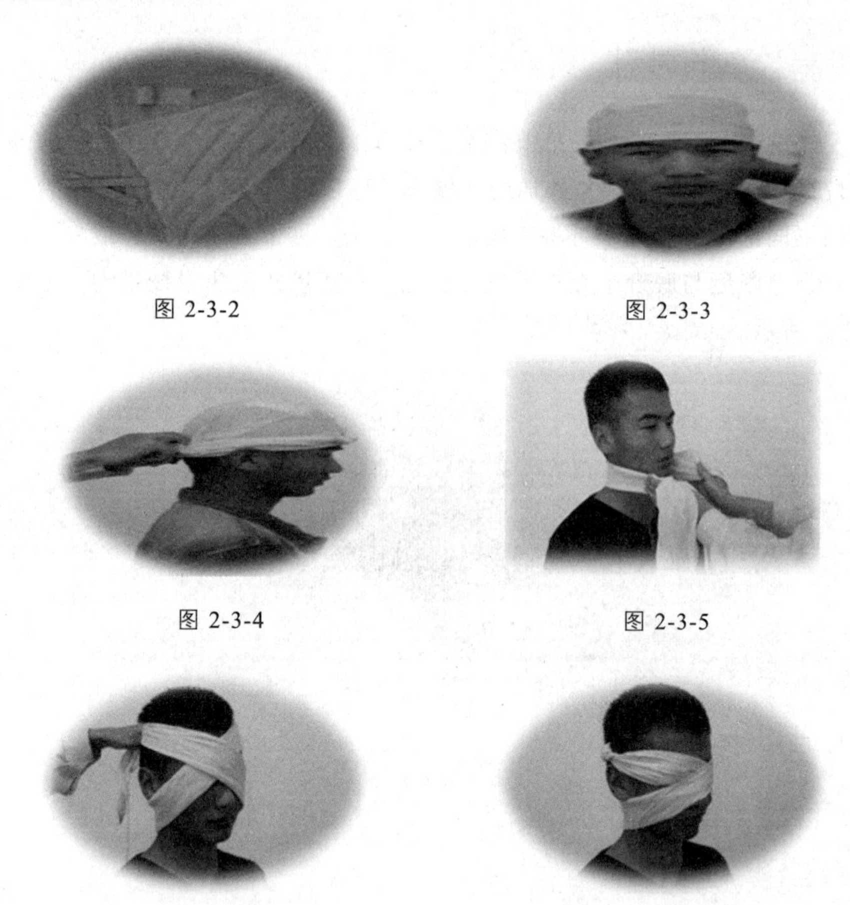

图 2-3-2　　图 2-3-3

图 2-3-4　　图 2-3-5

图 2-3-6　　图 2-3-7

（3）三角巾单眼包扎：适用于单眼受伤，如图 2-3-8、2-3-9 所示。

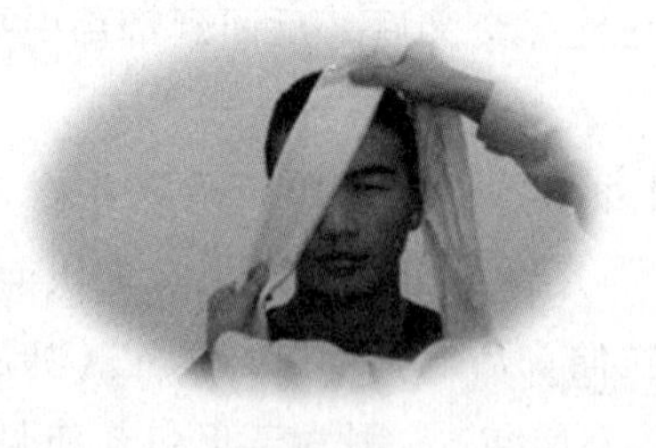

图 2-3-8

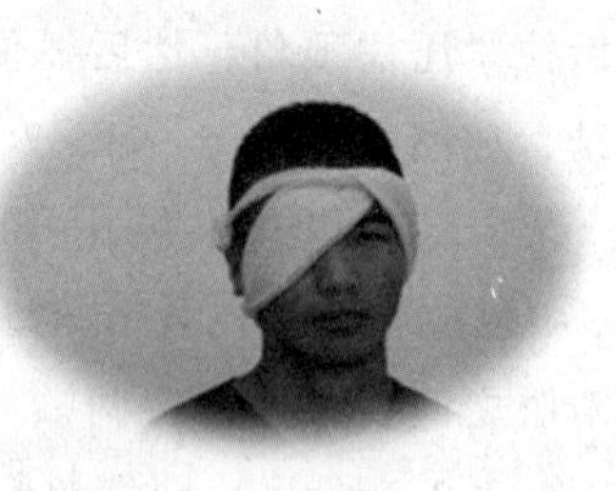

图 2-3-9

2．躯干包扎

（1）三角巾肩部包扎：适用于一侧肩部外伤，将燕尾三角巾的夹角对着伤侧颈部，巾体紧压伤口的敷料上，燕尾底部包绕上臂根部打结，然后两燕尾角分别经胸，背拉到对侧腋下打结固定，如图 2-3-10、2-3-11。

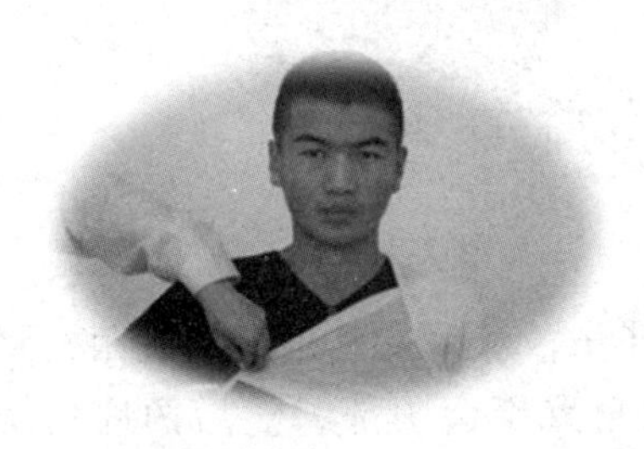

图 2-3-10

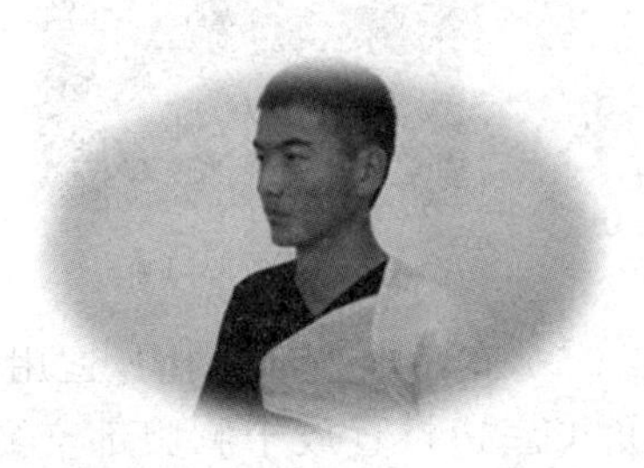

图 2-3-11

（2）三角巾胸部包扎：适用于一侧胸部外伤，将三角巾的顶角放于伤侧一边的肩上，使三角巾底边正中位于伤部下侧，将底边两端绕下胸部至背后打结，然后将三角巾顶角的系带穿过三角底边与其固定打结，如图 2-3-12、2-3-13 所示。

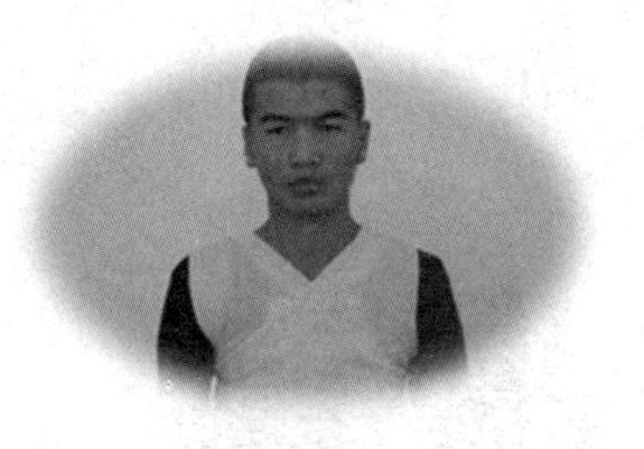

图 2-3-12

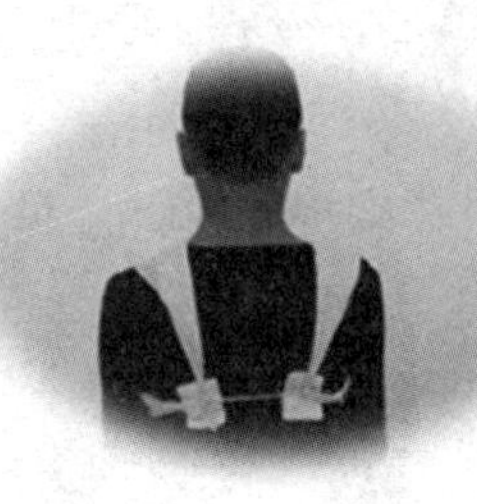

图 2-3-13

三角巾侧胸部包扎：适用于一侧侧胸部外伤，将燕尾式三角巾的夹角正对伤侧腋窝，双手持燕尾式底边的两端，紧压在伤口的敷料上，利用顶角系带环下胸部与另一端打结，再将两个燕尾斜向上拉到对侧肩部打结，如图 2-3-14 所示。

（4）三角巾背部包扎：适用于一侧背部外伤，方法与胸部包扎相似，只是前后相反，如图 2-3-15 所示。

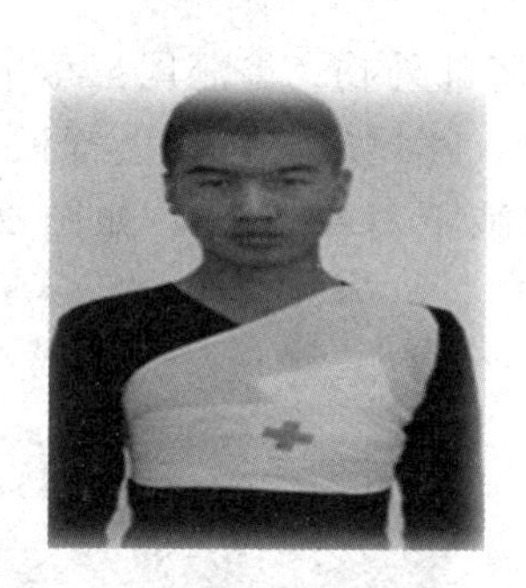
图 2-3-14

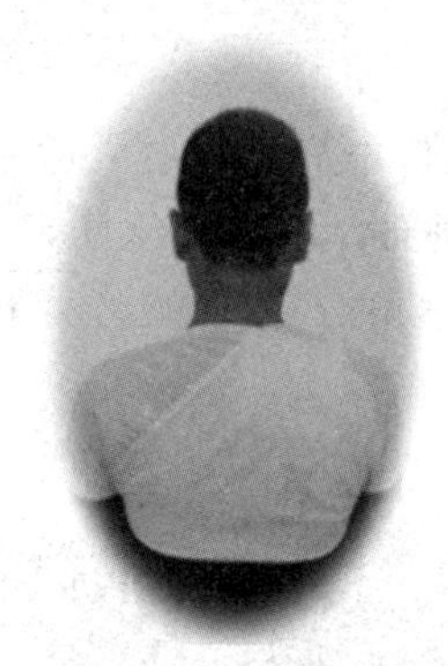
图 2-3-15

（5）三角巾腹部包扎：适用于腹部外伤，双手持三角巾两底角，将三角巾底边拉直放于胸腹部交界处，顶角置于会阴部，然后两底角绕至伤员腰部打结，最后顶角系带穿过会阴与底边打结固定，如图 2-3-16 所示。

（6）三角巾臀部包扎：适用于臀部外伤，方法与侧胸部外伤包扎相似，只是燕尾式三角巾夹角对着伤侧腰部，紧压伤口敷料上，利用顶角系带环伤侧大腿根部与另一端打结，再将两个燕尾斜向上拉到对侧腰部打结，如图 2-3-17 所示。

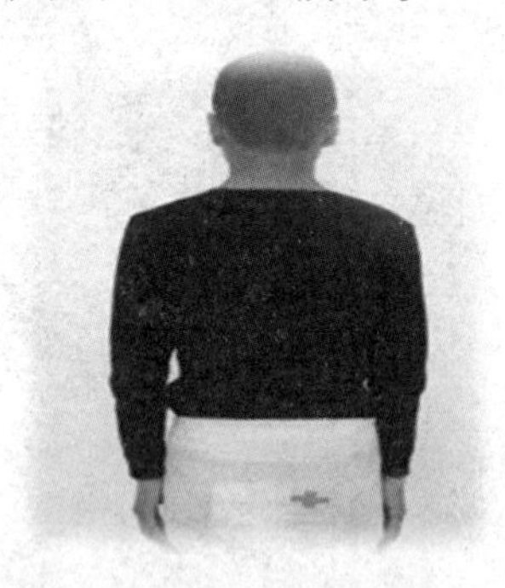
图 2-3-16

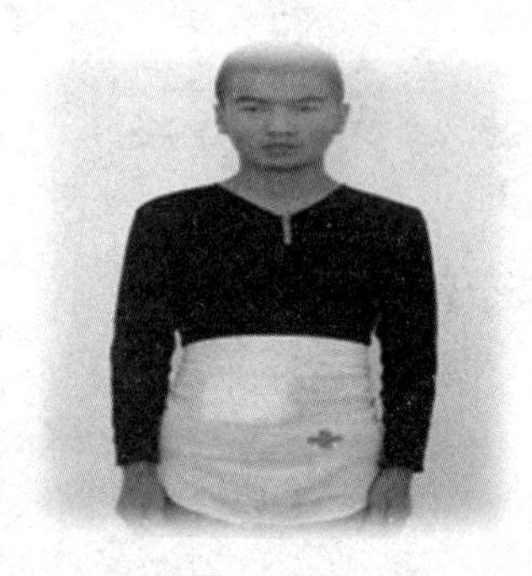
图 2-3-17

3. 四肢部包扎

（1）三角巾手部包扎：适用于手部外伤，将带状三角巾中段紧贴手心（见图 2-3-18、2-3-19），将带状在手背交叉，两巾在两端绕至手腕交叉，最后在手腕绕一周打结固定，见图 2-3-20。

（2）三角巾脚部包扎：方法与手部相似。

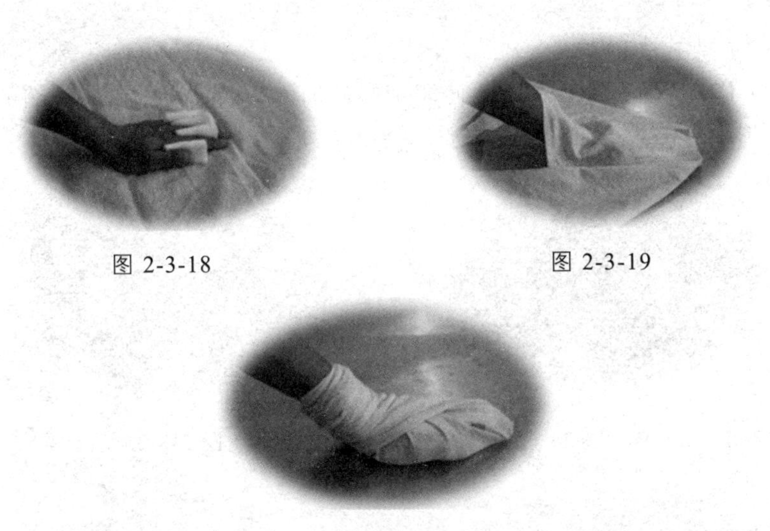

图 2-3-18

图 2-3-19

图 2-3-20

（二）绷带包扎

（1）环形法：

通常用于肢体粗细相等部位，如胸、四肢、腹部。将绷带作环形缠绕，第一圈作环绕稍呈斜形，第二圈应与第一圈重叠，第三圈作环形，如图 2-3-21、2-3-22、2-3-23 所示。

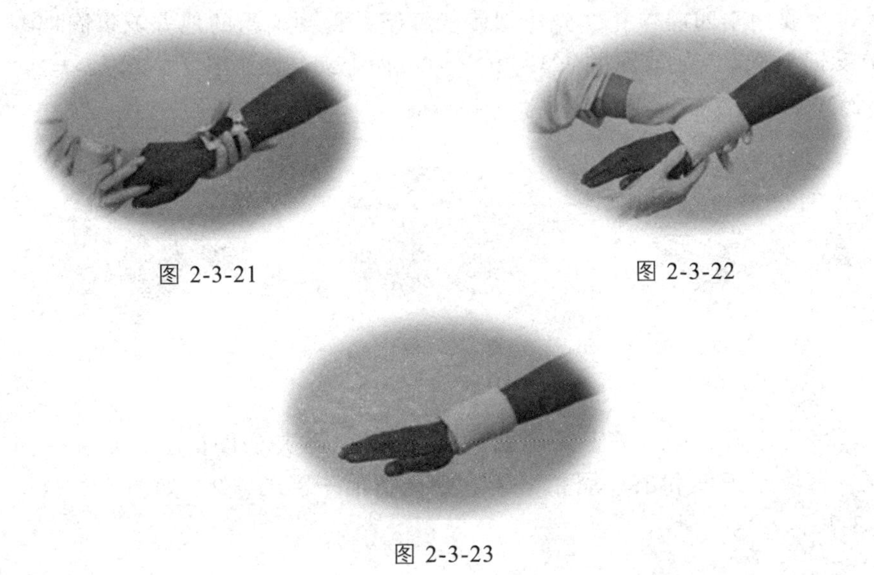

图 2-3-21

图 2-3-22

图 2-3-23

（2）螺旋法：

适用于四肢和躯干等处，使绷带螺旋向上，每圈应压在前一圈的 1/2 处，如图 2-3-24、2-3-25、2-3-26、2-3-27 所示。

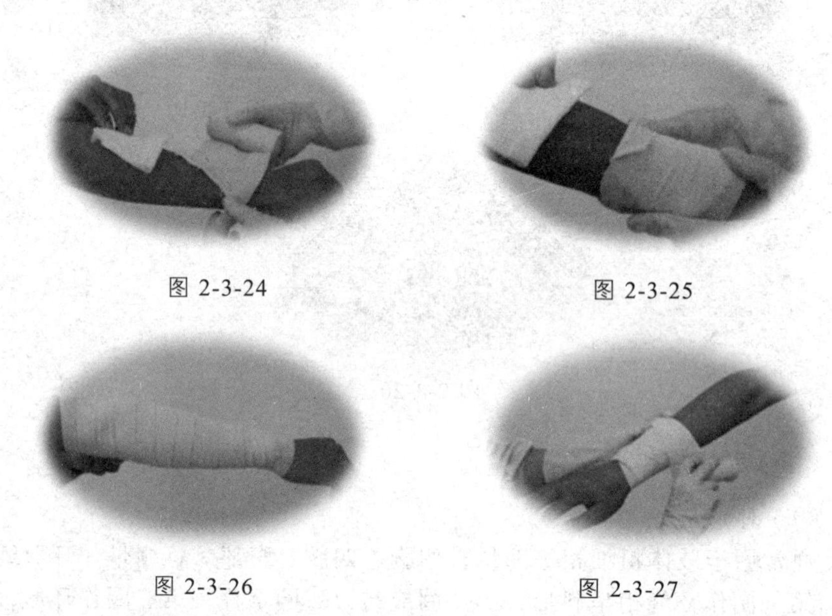

图 2-3-24　　图 2-3-25

图 2-3-26　　图 2-3-27

（3）螺旋反折法：

主要用于四肢包扎，先作螺旋状缠绕，待到渐粗的地方就每圈把绷带反折一下，盖住前圈的 1/3～2/3，由下而上缠绕，如图 2-3-28、2-3-29、2-3-30 所示。

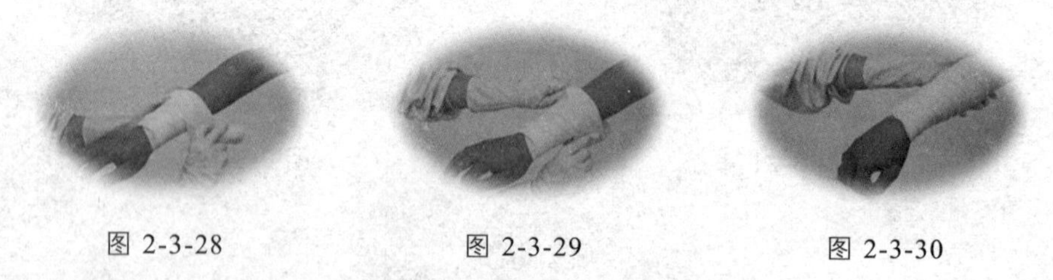

图 2-3-28　　图 2-3-29　　图 2-3-30

（4）8 字形法：

多用于肩、髂、膝、裸等处，8 字形包扎法是一圈向上，再一圈向下，每圈在正面和前一周相交叉，并压盖前一圈的 1/2，如图 2-3-31、2-3-32、2-3-33 所示。

用上述方法时，手指、脚趾无创伤时应暴露在外，以观察血液循环情况，如疼痛、水肿、发紫等。

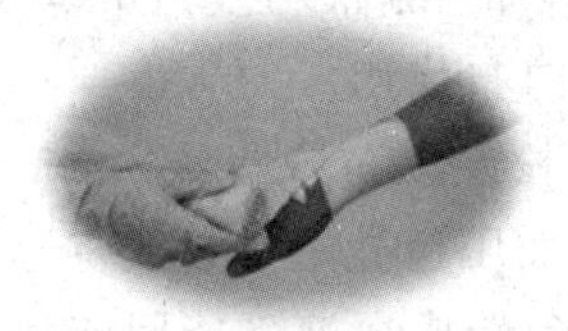

图 2-3-31

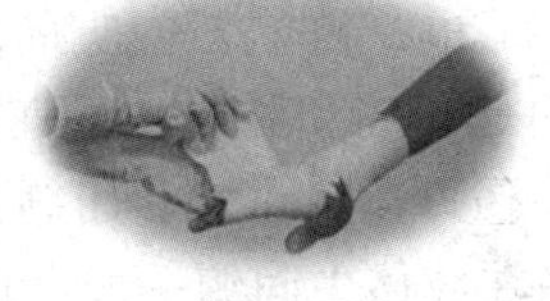

图 2-3-32

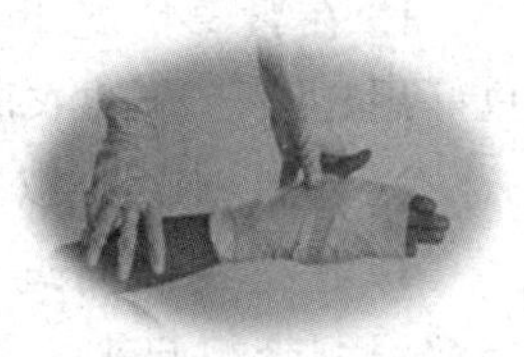

图 2-3-33

（5）回反法：

回反法多用于头和断肢端，用绷带多次来回反折。第一圈常从中央开始，接着各圈一左一右，直至将伤口全部包住，再作环形将所反折的各端包扎固定。采用回反法时，常要一位助手在回反折时按压一下绷带的反折端，回反法松紧要适度，如图 2-3-34、2-3-35、2-3-36 所示。

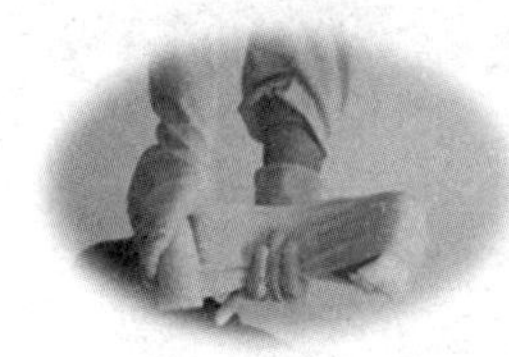

图 2-3-34

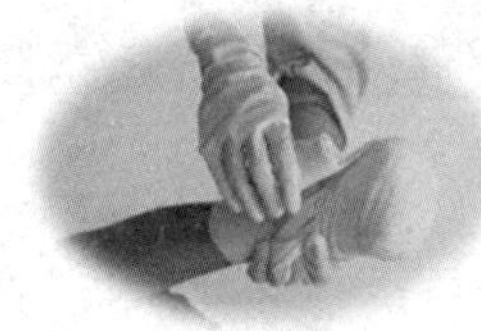

图 2-3-35

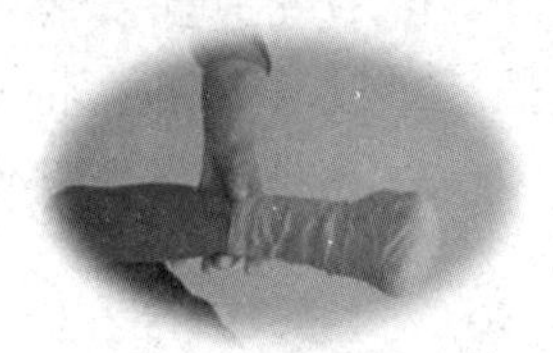

图 2-3-36

（6）绷带肘、膝关节“8”字包扎

适用于肘，膝关节及附近部位外伤.先用绷带一端在伤处的敷料上环绕两圈，然后斜向经过关节，绕肢体半圈再斜向经过关节，绕向原开始点相对处，再绕半圈回到原处.这样反复缠绕，每缠绕一圈覆盖前圈的 1/3 ~ 1/2，直到完全覆盖伤口，如图 2-3-37、2-3-38 所示。

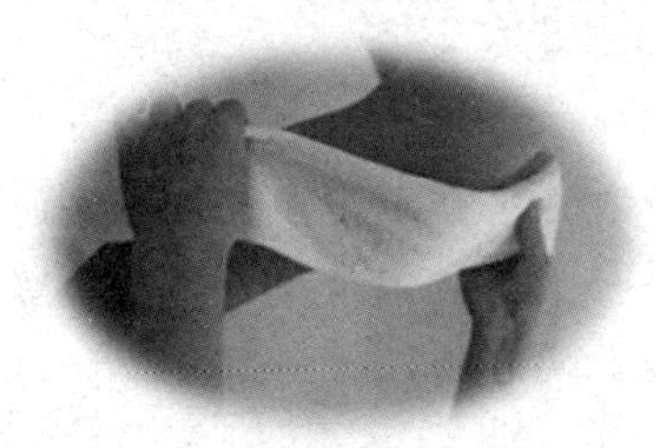

图 2-3-37

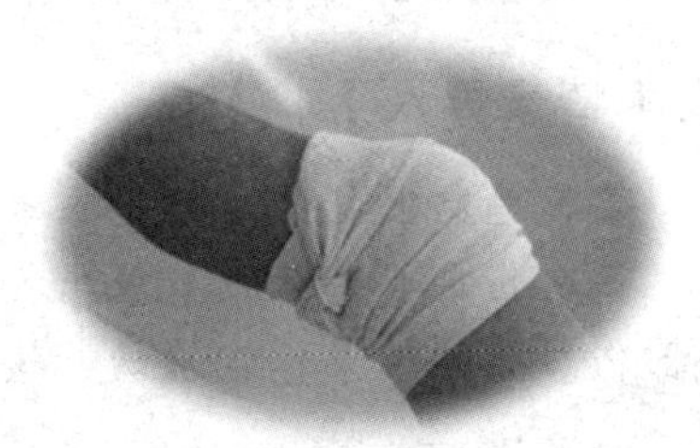

图 2-3-38

三、包扎伤口注意事项

1. 在紧急情况下，往往手头无消毒药、无菌纱布、绷带和三角巾等，只好用比较干净的衣服、毛巾、被单、包袱布、白布代用。

2. 不能过紧，以防引起疼痛和肿胀；不宜过松，以防脱落；

3. 从远端缠向近端；伤口小出血需利用绷带加压包扎时，必须将远端都用绷带缠起来，切忌在肢体中间缠一段，以免造成血液不能回流，发生肿胀；

4. 露出指、趾，注意观察血液循环，及时调整松紧；

5. 绷带头必须压住，以免松脱，圈与圈重叠以 1/3 宽度为宜。

课后练习

1. 说出包扎目的、材料、注意事项。
2. 说出常用包扎方法及适应症。
3. 熟练操作常用包扎技术。

第四节 外伤固定术

【学习目的】

1. 了解外伤对机体的危害性及现场实施的重要性。
2. 熟悉外伤固定术的目的，材料，要求。
3. 掌握各种外伤固定术适应症及操作方法。

【情景导入】

某工地发生坠物砸伤工人事件，期中有一名伤员出血且有小腿的骨折，一名伤员有部分肠管脱出，另一名伤员大腿被钢筋戳伤，钢筋留在腿部伤口处，如果你在现场，该如何处理此类外伤。

【工作任务】

1. 指导学习者认识现场实施外伤固定术重要性。
2. 指导学习者具有准确判断骨折能力。
3. 指导学习者建立人文关怀能力。
4. 指导学习者结合伤情具有灵活应用外伤固定术能力。

现场外伤固定术不仅可以减轻伤员的痛苦，同时能有效地防止因骨折断端的移动损伤血管、神经等组织造成的严重继发损伤，但刺出伤口的骨折端不应该送回。现场急救中，骨折伤员也应该先固定再运送。固定时动作要轻巧，固定要牢靠，松紧要适度，皮肤与夹板之间要垫适量的软物。

一、固定材料

（1）木制夹板：有各种长短规格以适合不同部位需要，外包软性敷料，是以往最常用的固定器材。如图 2-4-1 所示。

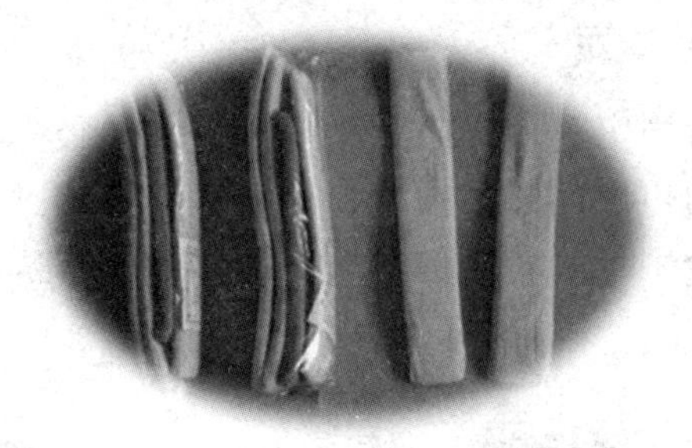

图 2-4-1

（2）其他材料：如特制的颈部固定器，股骨骨折的托马氏固定架，紧急时就地取材的竹棒，木棍，树枝等，亦可采用杂志、报纸等。

二、外伤固定术

（一）头部固定

下颌骨折固定：方法同头部十字包扎法。

（二）胸部固定

（1）方法同胸部外伤包扎。

（2）锁骨骨折固定：将二条四指宽的带状三角巾，分别环绕两个肩关节，于背后打结，再分别将三角巾的底角拉紧，在两肩过度后张的情况下，在背后将底角拉紧打结，如图 2-4-2，2-4-3 所示。

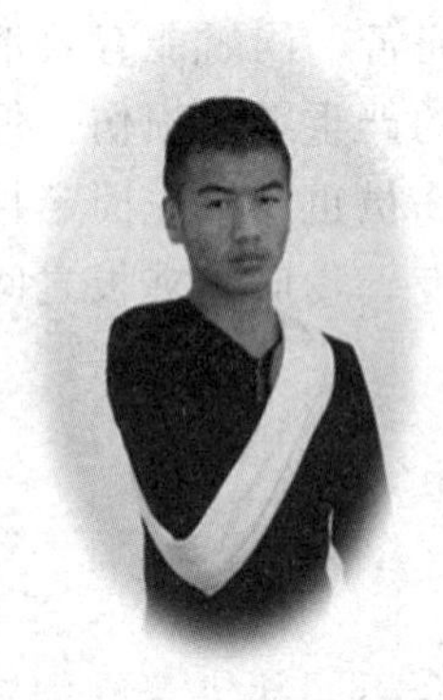

图 2-4-2

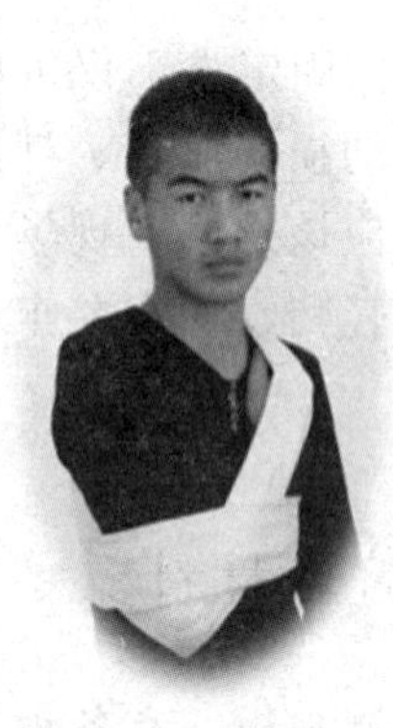

图 2-4-3

（三）四肢骨折固定

（1）肱骨骨折固定：用二条三角巾和一块夹板先将伤肢固定，然后用一块燕尾式三角巾中间悬吊前臂，使两底角上绕颈部后打结，最后用一条带状三角巾分别经胸背于健侧腋下打结。如图 2-4-4 ，2-4-5，2-4-6，2-4-7 所示。

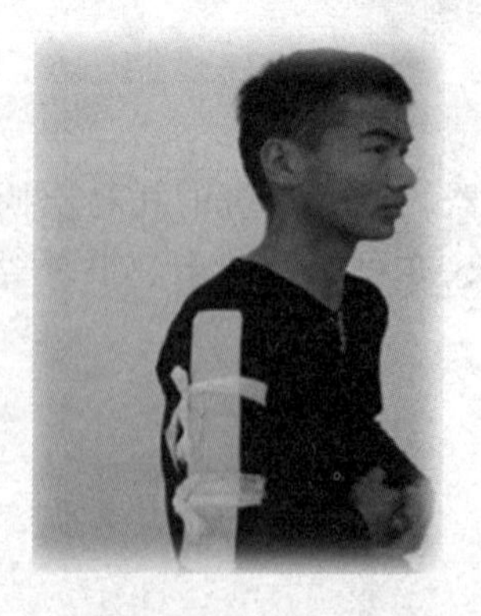

图 2-4-4

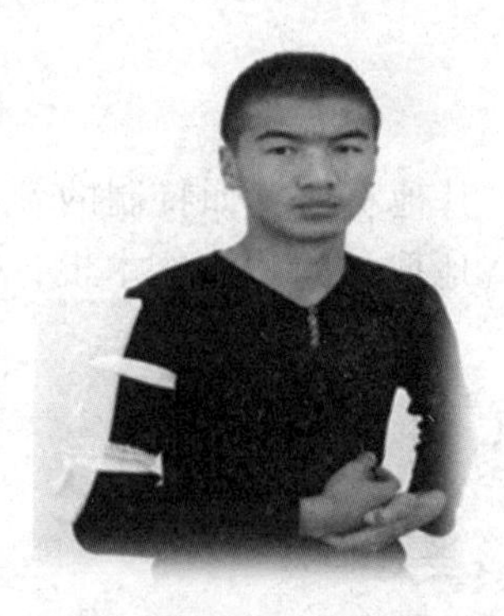

图 2-4-5

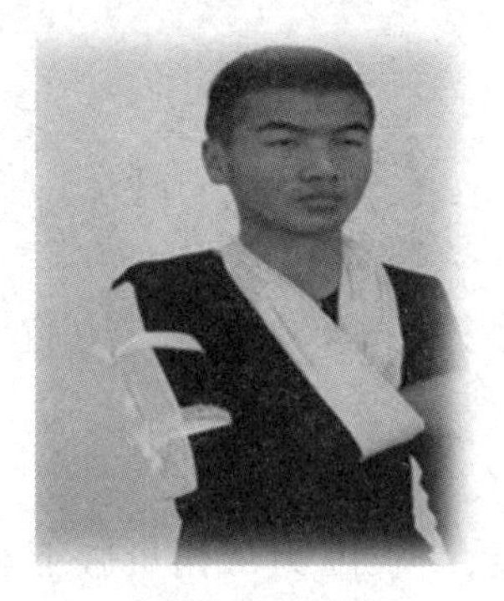

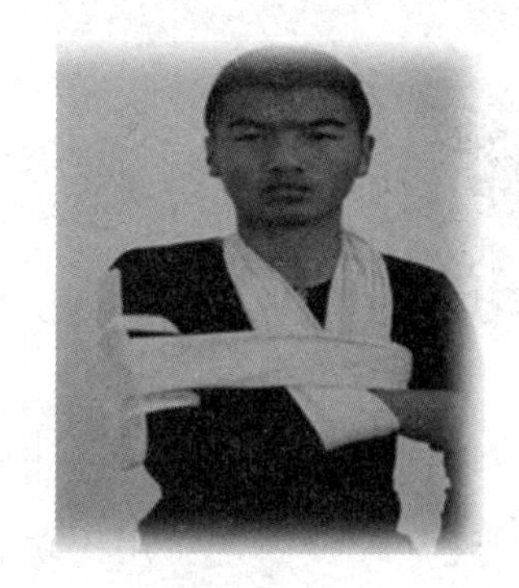

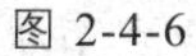

图 2-4-6　　　　图 2-4-7

（2）肘关节骨折固定：当肘关节弯曲时，用二条带状三角巾和一块夹板把关节固定.当肘关节伸直时，可用一块夹板，一卷绷带或一块三角巾把肘关节固定，

（3）桡，尺骨骨折固定：用一块合适的夹板置于伤肢下面，用二块带状三角巾或绷带把伤肢和夹板固定，再用一块燕尾三角巾悬吊伤肢，最后再用一条带状三角巾两底边分别绕胸背于健侧腋下打结固定。如图 2-4-8，2-4-9 所示。

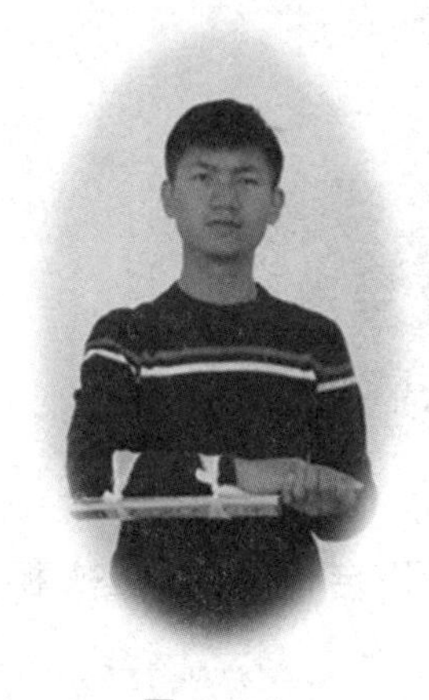

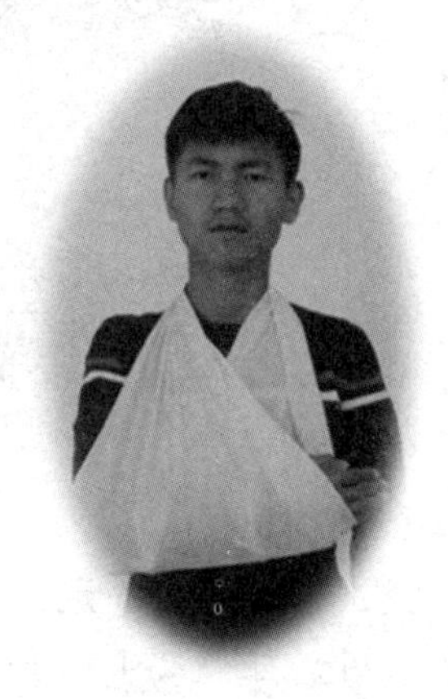

图 2-4-8　　　　图 2-4-9

（4）手指骨骨折固定：利用冰棒棍或短筷子作小夹板，另用二片胶布作黏合固定。若无固定棒棍，可以把伤肢黏合固定在健肢上，如图 2-4-10，2-4-11 所示。

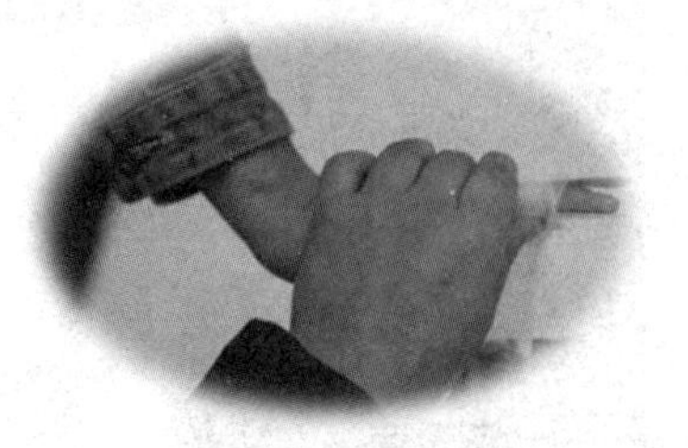

图 2-4-10

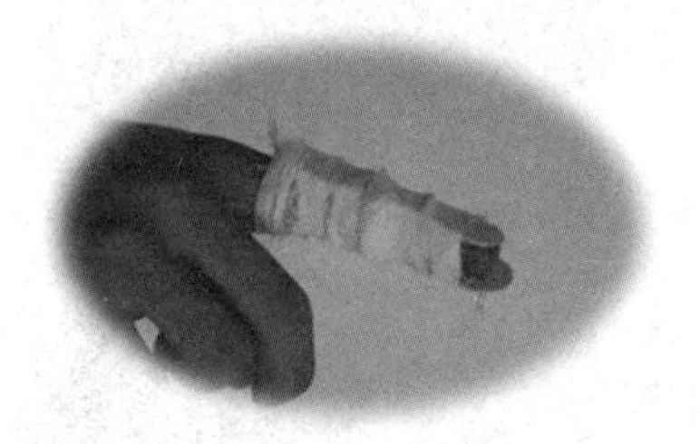

图 2-4-11

（5）股骨骨折固定：用一块长夹板，（长度为从伤员腋下至足跟）放在伤肢外侧，另用一块短夹板，（长度为从会阴至足跟）放在伤肢内侧，至少用四条带状三角巾，分别在腋下，腰部，大腿根部，及膝部分别环绕伤肢包扎固定，注意在关节突出部位要放软垫.若无夹板时，可以用带状三角巾或绷带把伤肢固定在健侧肢体上，如图 2-4-12，2-4-13 所示。

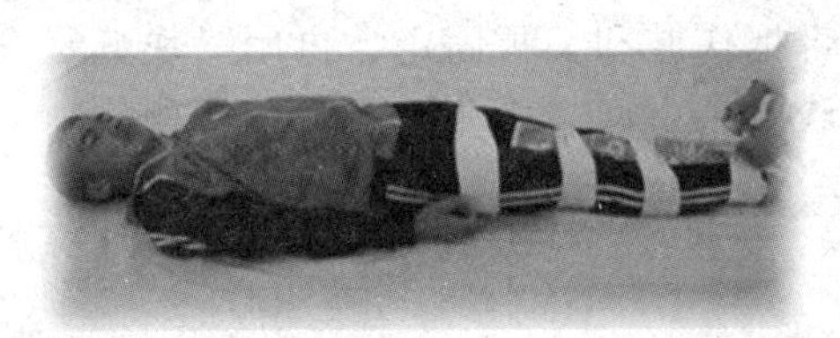

图 2-4-12

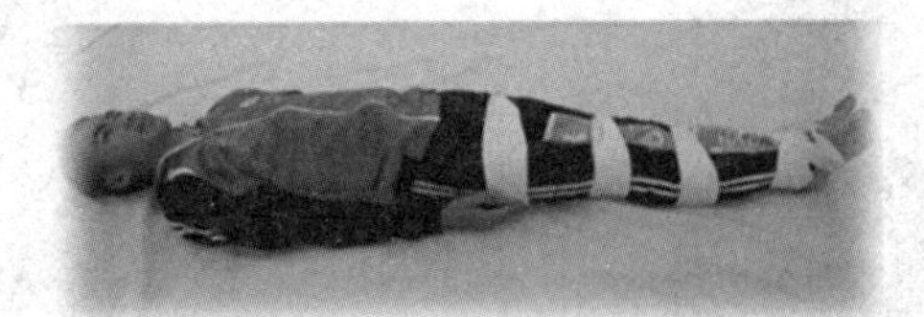

图 2-4-13

（6）胫，腓骨骨折固定：与股骨骨折固定相似，只是夹板长度稍超过膝关节就可，如图 2-4-14 所示。

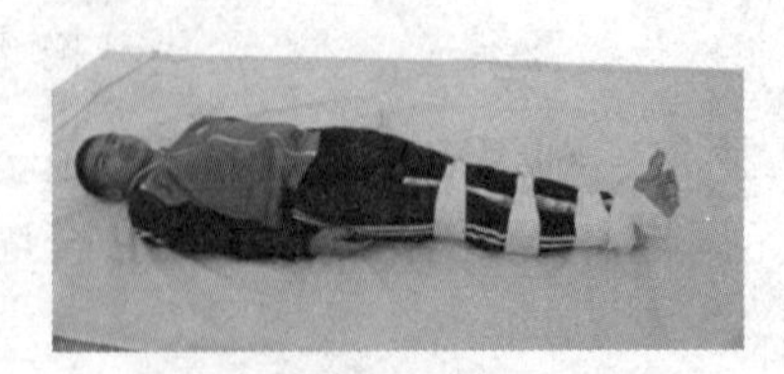

图 2-4-14

（四）脊柱骨折固定

（1）颈椎骨折固定：伤员仰卧，在头枕部垫一簿枕，使头颈部成正中位，头部不要前屈或后仰，再在头的两侧各垫枕头或衣服卷，最后用一条带子通过伤员额部固定头部，限制头部前后左右晃动，如图 2-4-15 所示，若有专业人员使用的颈托固定就既快又可靠，如图 2-4-16 所示。

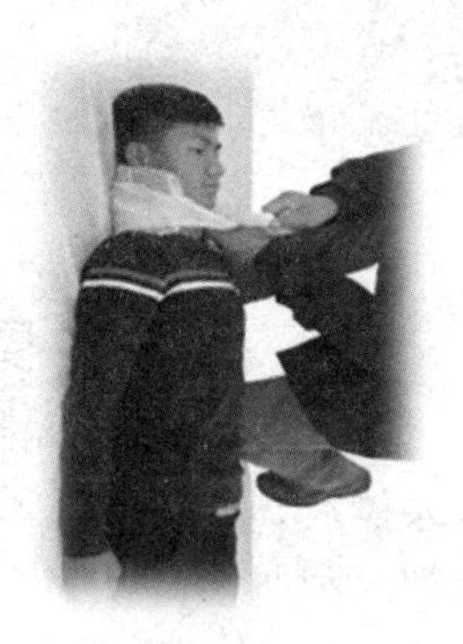

图 2-4-15

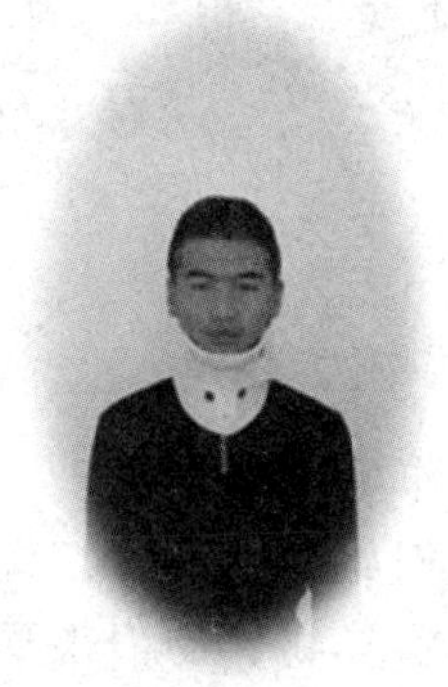

图 2-4-16

（2）胸椎，腰椎骨折固定：使伤员平直仰卧在硬质木板或其他板上，在伤处垫一簿枕，使脊柱稍向上突，然后用几条带子把伤员固定，使伤员不能左右转动。如图 2-4-17 所示。

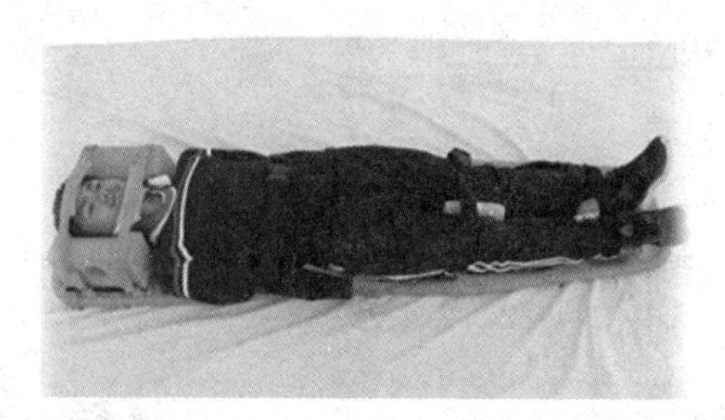

图 2-4-17

（五）骨盆骨折固定

（具体操作见视频）

骨盆骨折的固定

将一条带状三角巾中份放于腰骶部绕髋前至小腹部打结固定，再用另一条带状三角巾中份放于小腹正中绕髋后至腰骶部打结固定，如图 2-4-18，2-4-19 所示。

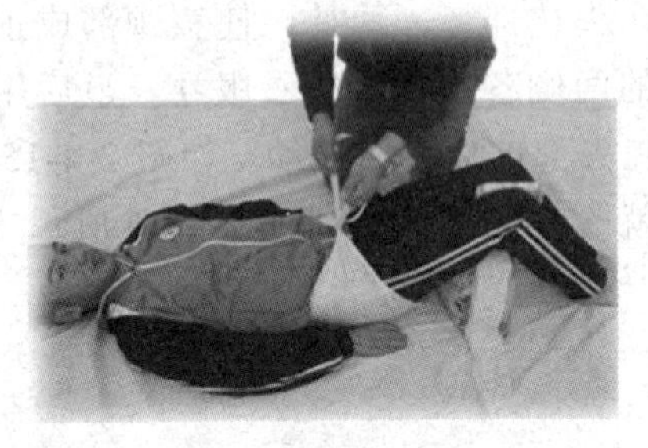

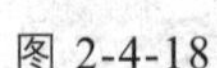

图 2-4-18

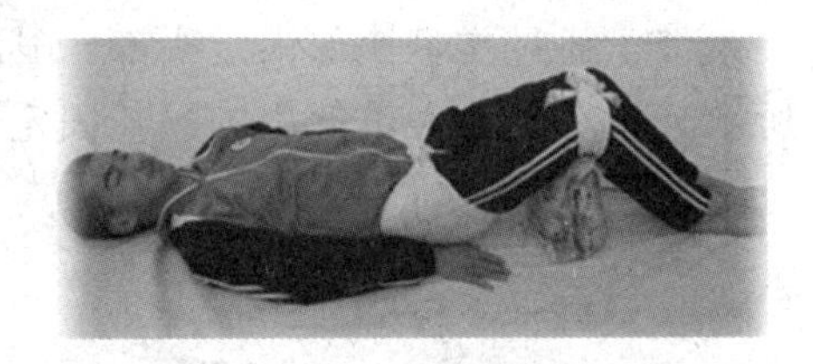

图 2-4-19

（六）异物固定

具体操作见视频。

大腿异物伤处理

当异物例如刀，钢条，弹片等刺入人体后，嵌在伤口内的此类异物，易损伤局部血管、神经和肌肉。如果将锐器拔掉，伤口暴露，很可能出血不止致休克，细菌也会趁机进入伤口引起感染。正确的做法是将两块棉垫安置于锐器两侧以固定锐器，再用绷带将棉垫包扎固定。故此类外伤的处理中，重点注意不应该在现场拔出刺入异物，以免造成大出血危险。

（七）肠外溢处理

具体操作见视频。

肠外溢的处理

若有腹腔内肠管脱出，不能立即还纳，应该先用干净器皿保护脱出的肠管后再包扎，不宜将敷料直接包扎在脱出的肠管上，如图 2-4-20、2-4-21、2-4-22、2-4-23、2-4-24、2-4-25 所示。

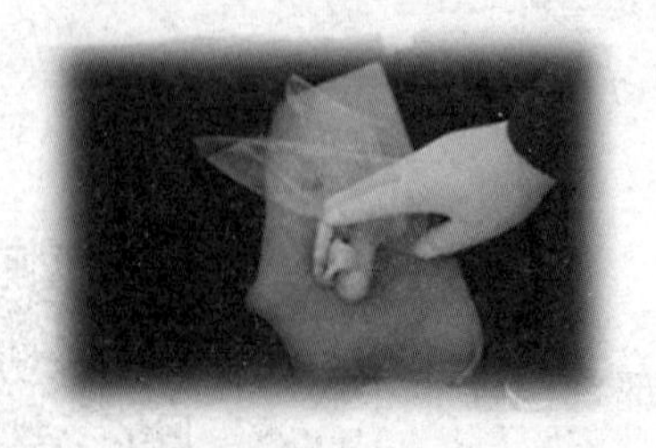

图 2-4-20

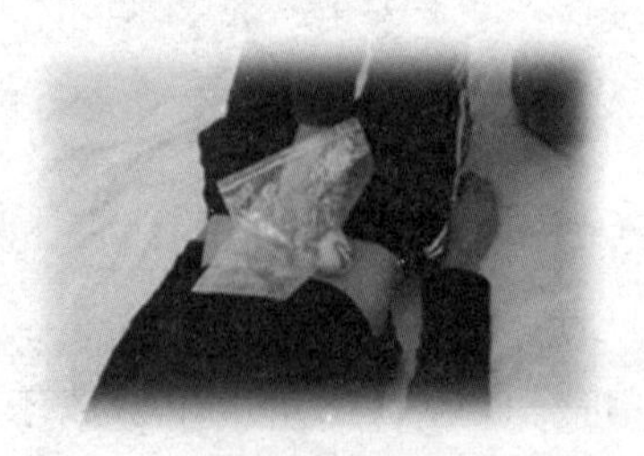

图 2-4-21

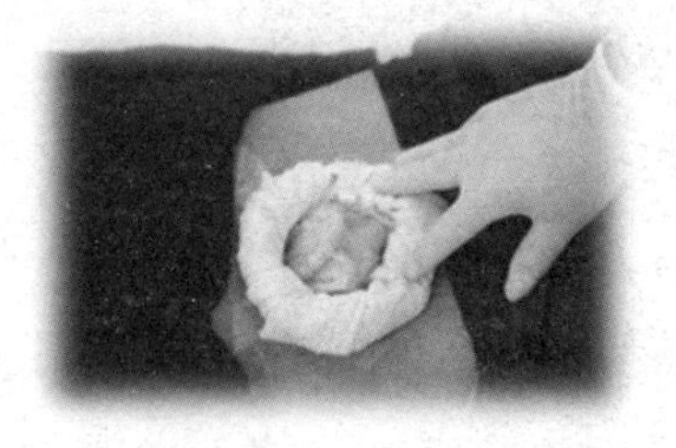

图 2-4-22

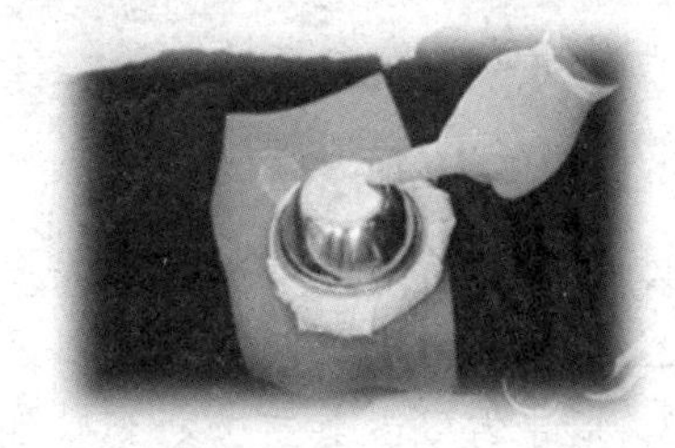

图 2-4-23

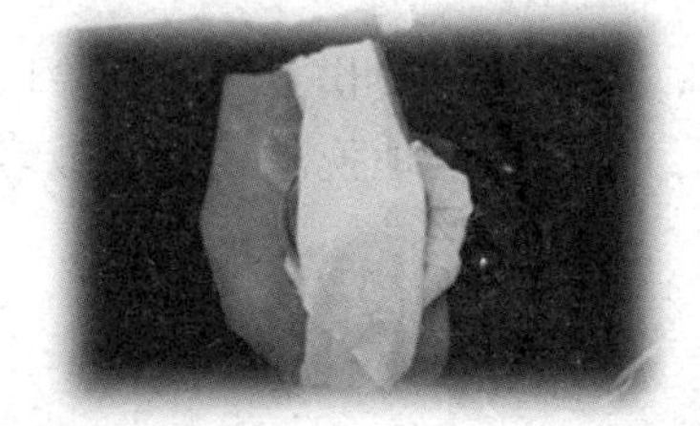

图 2-4-24

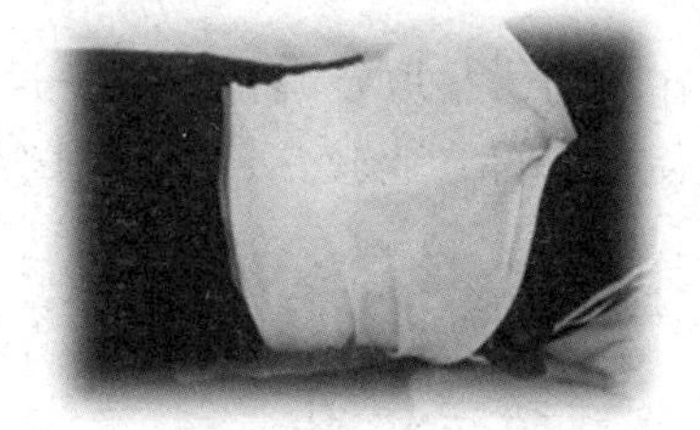

图 2-4-25

课后练习

1. 说出现场外伤固定目的、材料、常用方法？
2. 熟练操作现场外伤常用固定术。

第五节　外伤搬运术和护送

【学习目标】

1. 了解现场实施外伤搬运术及护送术重要性。
2. 熟悉现场采取正确搬运术及护送技术目的，工具，注意事项。
3. 掌握各种搬运技术操作流程。

【情景导入】

国道发生大巴车侧翻事件，现场处理员李某疑似颈椎骨折，利用杂志、毛巾进行固定后，准备送往就近医院治疗，如果你在现场，如何指挥该伤员搬运及安全运送？

【工作任务】

1. 指导学习者具有紧急救人意识和人文关怀精神。
2. 指导学习者认识搬运工具及正确使用。
3. 指导学习者具有分析伤情能力。
4. 指导学习者熟练掌握各项外伤搬运、护送技术。

在现场，采取正确搬运和护送技术，以达到，使伤员脱离危险区，尽快使其获得专业救疗，防止损伤加重，最大限度地挽救生命，减轻伤残等目的。

一、搬运工具

（1）徒手搬运：不使用工具，而只运用技巧，徒手搬运伤病员，包括单人搀扶、背驮、双人搭椅、拉车式及三人搬运等。

（2）担架搬运：担架种类包括：铲式担架、板式担架、四轮担架、其他：帆布担架、可折叠搬运椅等。常用的担架如图 2-5-1 所示。

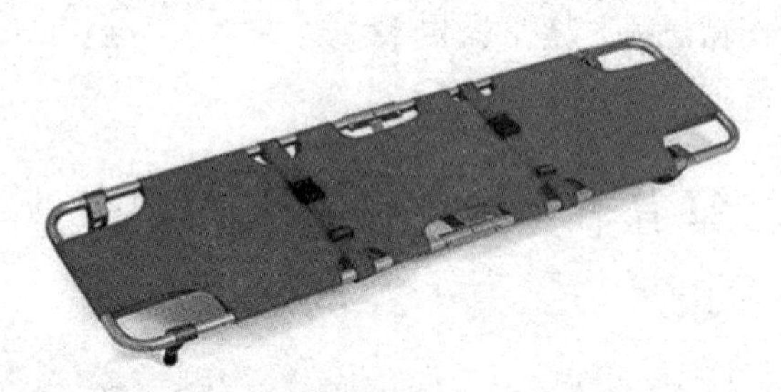

图 2-5-1

二、搬运的方法

（一）一位担架员徒手搬运

（1）扶行法：适宜清醒伤员，没有骨折，伤势不重，能自己行走的伤员。现场处理员站在伤者身旁，将其一侧上肢绕过处理员颈部，用手

抓住伤员的手，另一只手绕到伤员背后，搀扶行走。如图 2-5-2 所示

（2）背负法：适用老幼、体轻、清醒的伤员，更适用于搬运溺水者。处理员背朝向伤员蹲下，让伤员将双臂从处理者肩上伸到胸前，两手紧握。处理员抓住伤员的大腿，慢慢站起来。如有上下肢，脊柱骨折不能用此法，如图 2-5-3 所示。

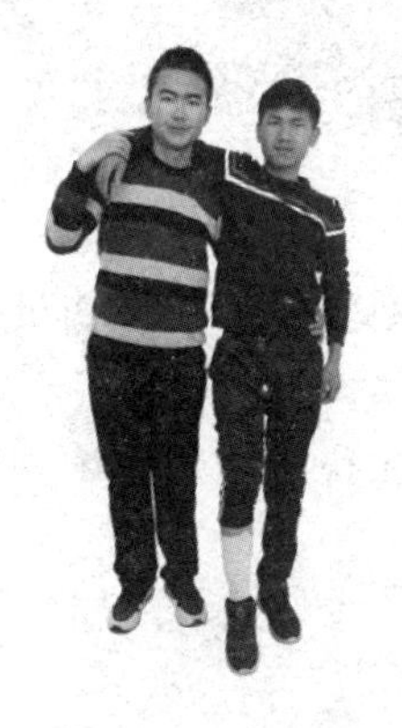

图 2-5-2

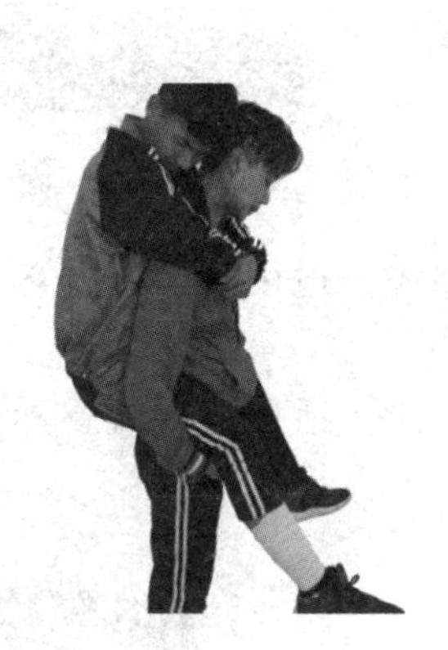

图 2-5-3

（3）拖行法：适用于体重体型较大者伤员，自己不能移动，现场又非常危险需要立即离开时可用此法。处理员抓住伤员的踝部或双肩，将伤员拖出现场，如图 2-5-4 所示。如伤员穿着外衣，可将其纽扣解开，把伤员身下的外衣拉至头下，处理员抓住衣物角，将伤员拖出，如图 2-5-5 所示。这样拖拉时，有利于保护伤员头部。但在非紧急情况下勿使用此法，另拖拉时不要弯曲或旋转伤员的颈部和后背。

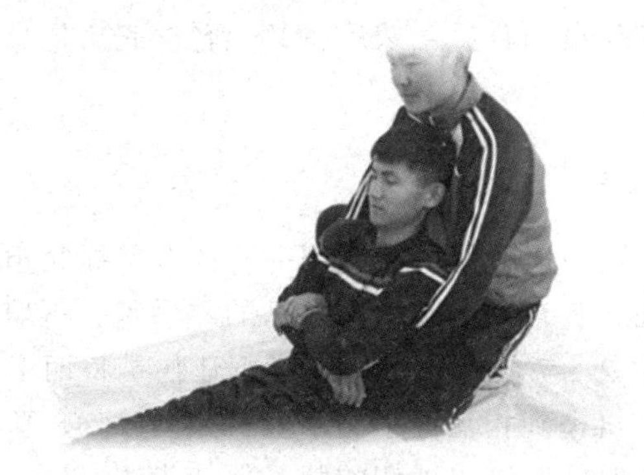

图 2-5-4

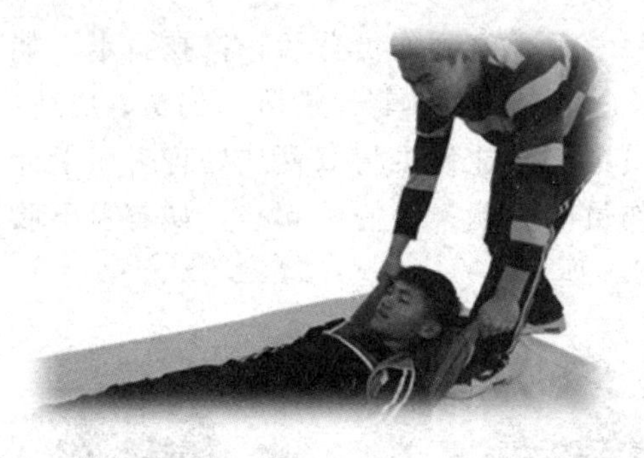

图 2-5-5

（4）下梯法：适用清醒或昏迷者，体型较大、较重伤员。从楼梯往下运送。

（5）爬行法：适用清醒或昏迷伤员，在狭窄空间或浓烟的环境下，如图 2-5-6 所示。

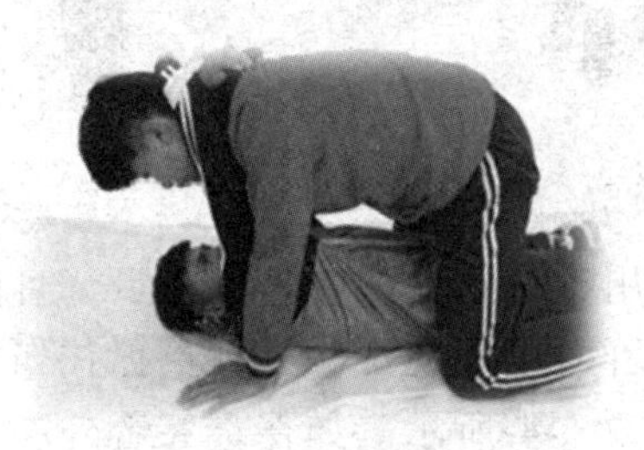

图 2-5-6

（6）抱持法：适于年幼、体轻并没有骨折的伤者，是短距离搬运的最佳方法。处理员蹲在伤员的一侧，面向伤员，一只手放在伤员的大腿下，另一只手绕到伤员的背后，然后将其轻轻抱起。伤员如有脊柱或大腿骨折禁用此法。

（二）两位担架员徒手搬运

（1）轿杠式：适用清醒伤员，能用一臂或双臂抓紧担架员的伤员，两名处理员面对面，各自用右手握住自己的左手腕，再用左手握住对方右手的手腕，如图 2-5-7 所示，然后，蹲下让伤员将两上肢分别放到两名处理员的颈后，再坐到相互握紧的手上，如图 2-5-8 所示。两名处理员同时站起，行走时同时迈出外侧的腿，保持步调一致。

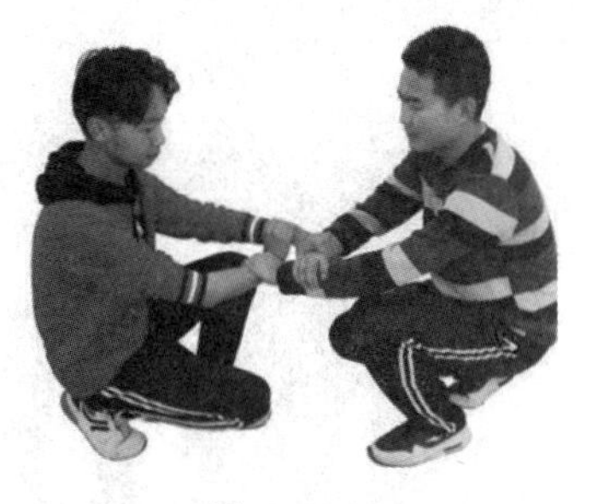

图 2-5-7

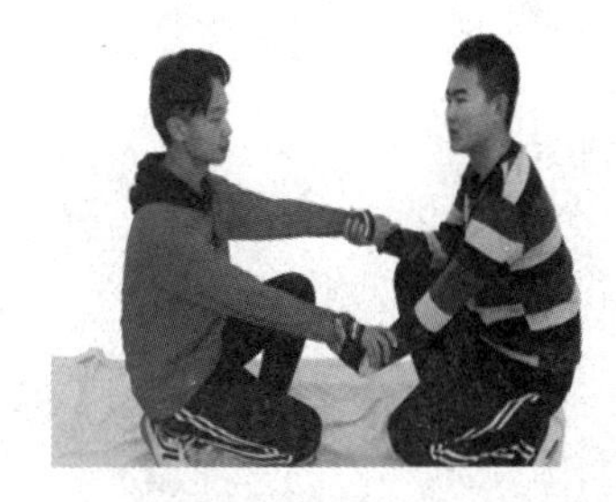

图 2-5-8

（2）椅托式：适用体弱而清醒的伤患者，两名现场处理员面对面蹲在伤员的两侧，分别将靠近伤员一侧的手伸到伤员背后握住对方的手腕。各自将另一只手伸到伤员的大腿中部（腘窝处），握住对方的手腕，同时站起，行走时同时迈出外侧的腿，保持步调一致。如图 2-5-9，2-5-10 所示。

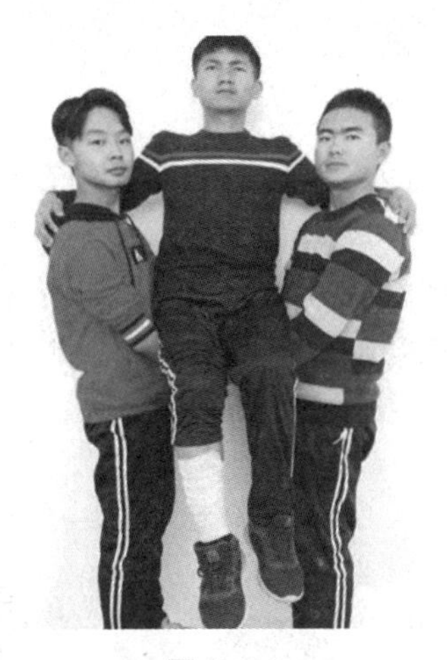

图 2-5-9

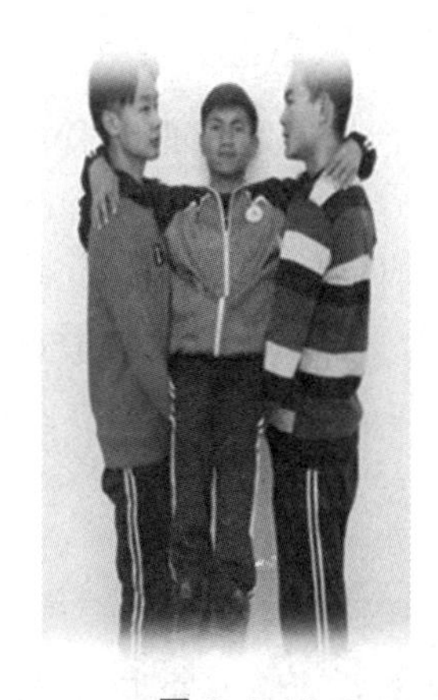

图 2-5-10

（3）双人拉车式：适于意识不清的伤员，移上椅子、担架或在狭窄地方搬运伤员。需要两名现场处理员，一人站在伤员的背后将两手从伤员腋下插入，把伤员两前臂交叉于胸前，再抓住伤员的手腕，把伤员抱在怀里，另一人反身站在伤员两腿中间将伤员两腿抬起。两名担驾员一前一后地行走，如图 2-5-11 所示。

（4）双人扶腋法：适于清醒伤患者，双足受伤者。由于此法简便省力，常在运动会将被采用，如图 2-5-12 所示。

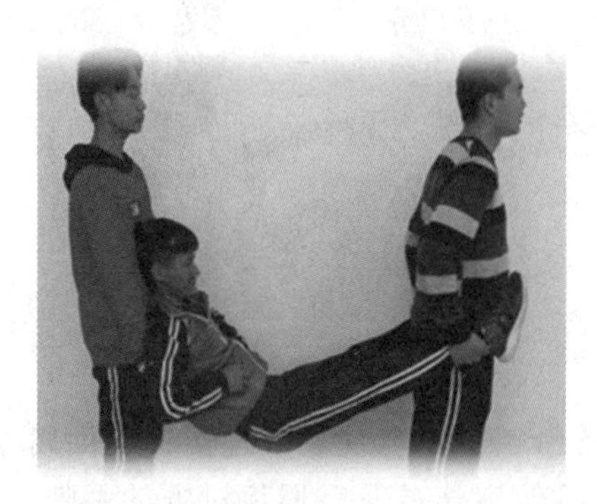

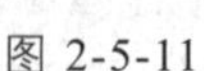
图 2-5-11

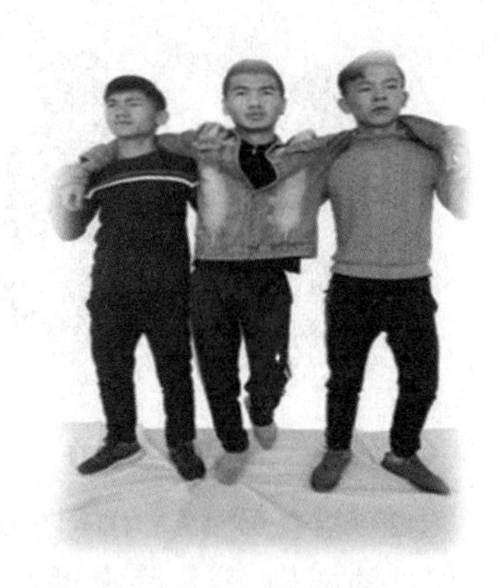

图 2-5-12

（5）用靠椅抬走法：使病人坐在椅上，一人在后抬靠椅背部，另一人在前抬椅脚。

（三）三人或四人徒手搬运

适用于脊柱骨折的伤员，三名（或四名）现场处理员站在伤员未受伤的一侧，分别在肩、臀和膝部，同时单膝跪在地上，分别抱住伤员的头、颈、肩、后背、臀部、膝部及踝部，处理员同时站立，抬起伤员，齐步前进，以保持伤员躯干不被扭转或弯曲，另进行此项搬运时，处理员的抬、起、走必须要其中一名指挥下，统一进行。如图 2-5-13、2-5-14、2-5-15、2-5-16 所示。

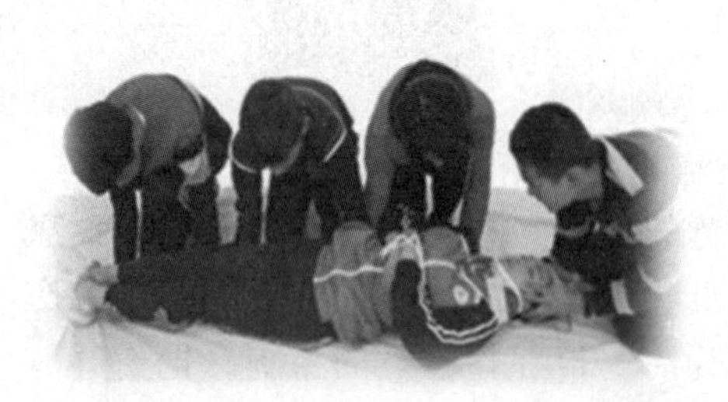

图 2-5-13

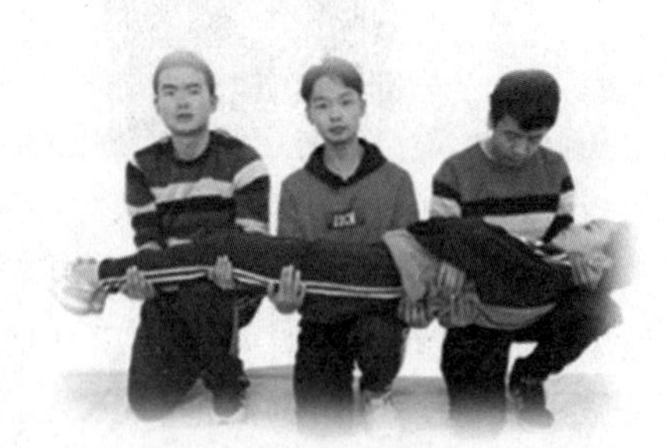

图 2-5-14

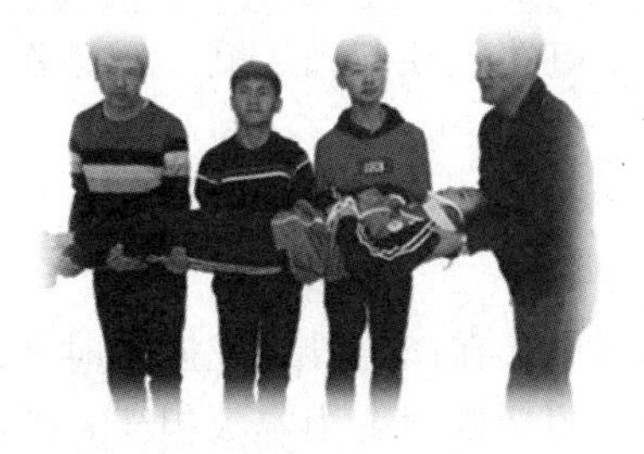

图 2-5-15

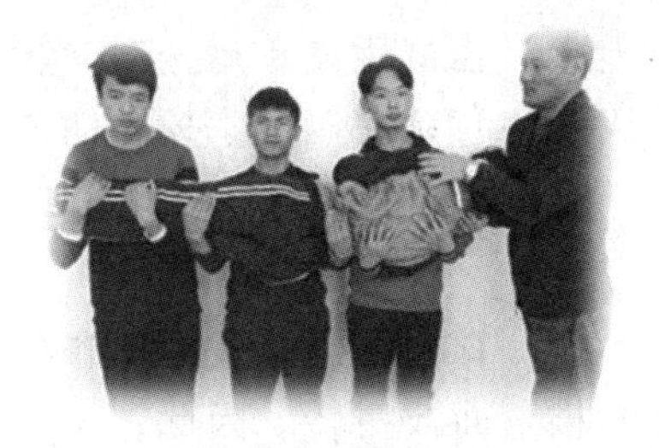

图 2-5-16

（1）三人同侧运送。

（2）三人异侧运送。两名现场处理员者站在伤员的一侧，分别在肩、腰、臀部、膝部，第三名处理员可站在对面，伤员的臀部，两臂伸向伤口员臀下，握住对方担架员的手腕。三名担架员同时单膝跪地，分别抱住伤员肩、后背、臀、膝部，以后同时站立抬起伤员。

（四）器械搬运

担架的搬运既省力又方便，是常用的方法。适于病情较重，不宜徙手搬运，又需要转送远路途的伤员。常用的担架有帆布折叠式担架，如图 2-5-17。此担架可适于一般伤员的搬运。不宜运送脊柱损伤的伤员。若要使用，必须在帆布中加一块木板。

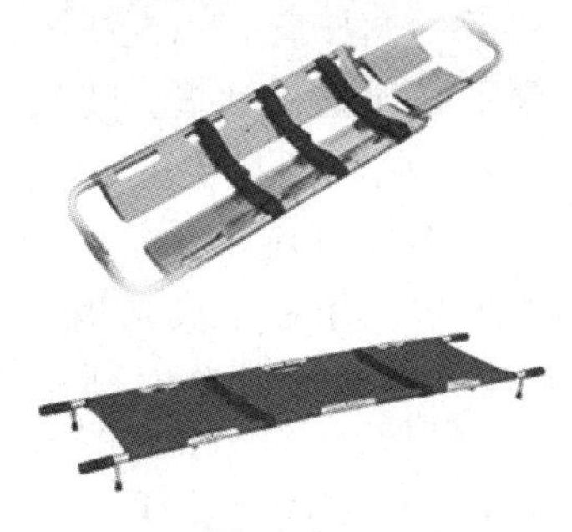

图 2-5-17

抬担架时的注意事项：担架搬运时，伤员的脚在前，头在后，以便于观察，先抬头，后抬脚，担架员应步调一致；向高处抬时，伤员头朝前，足朝后（如上台阶、过桥），前面的担架员要放低担架，后面的要抬高，以使病人保持水平状态。下台阶时相反。担架员应边走边观察伤员情况如神志、呼吸、脉搏。病情如有变化，应立即停下抢救，先放脚，后放头。伤员用汽车运送时，担架要固定好防止在起动、刹车时碰伤。夏天要注意防暑、冬季要预防冻伤。

（五）几种特殊伤的搬运

（1）脊柱骨折的搬运：脊柱骨折的伤员，在固定骨折或搬运时要防止脊椎弯曲或扭转。因此，不能用普通软担架搬运要用木板担架，严禁用一人抬胸、一人抬腿的拉车式搬运。搬运时必须托住伤员的头、肩、臀和下肢，这样不使伤员的脊柱强度弯曲以免造成脊髓断裂和下肢瘫痪的严重后果，如图 2-5-19 所示。

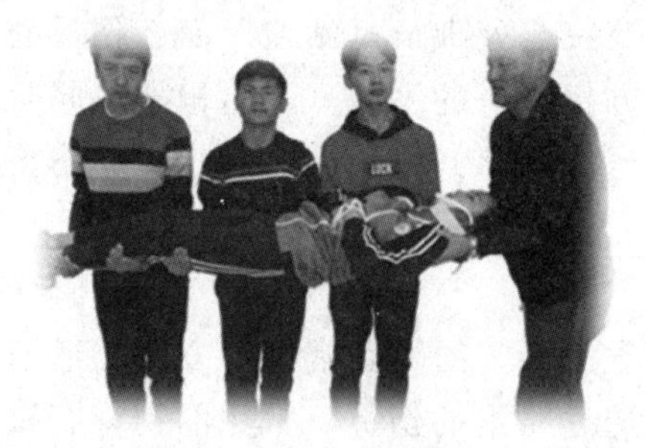

图 2-5-19

（2）颈椎骨折的搬运：三至四人，搬运方法同脊柱骨折。首先要有专人牵引，固定头部，然后一人托肩，一人托臀，一人托下肢，动作一致抬放到硬板担架上，颈下必须垫一小垫，使头部与身体成直线位置。颈两侧用沙袋固定或用颈托（临时颈托也可），肩部略垫高，防止头部左右扭转和前屈、后伸，如图 2-5-19 所示。

（3）临时颈托的制作方法：用报纸或画报，把它折成长约 40 cm，宽约 10 cm。用三角巾或毛巾包好。将临时颈托环绕颈部在前面打结，如图 2-5-20 所示。

（4）胸、腰椎骨折的搬运：先将一块木板（长度和宽度可容伤员俯卧）平放在伤员一侧，然后由 3 ~ 4 人，分别扶托伤员的头、肩、臀和下肢，动作一致，把伤员抬到或翻到硬木板上，使伤员俯卧位，胸上部应稍垫高并要取出伤员口袋内的硬东西，然后，用三至四根布带（三角巾）把伤员固定在板上，如图 2-5-21，2-5-22，2-5-23，2-5-24，2-5-25 所示。

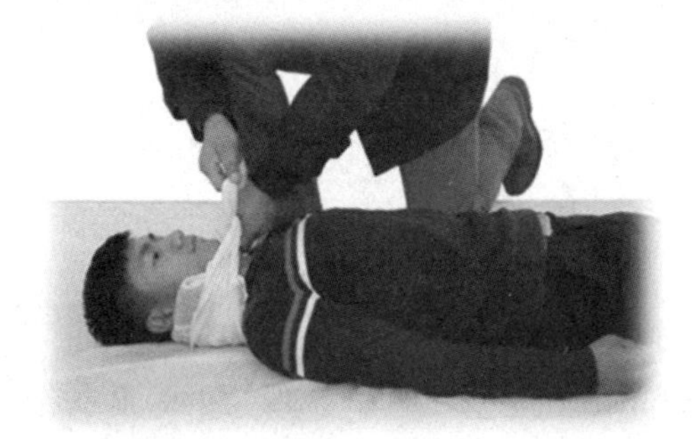

图 2-5-20

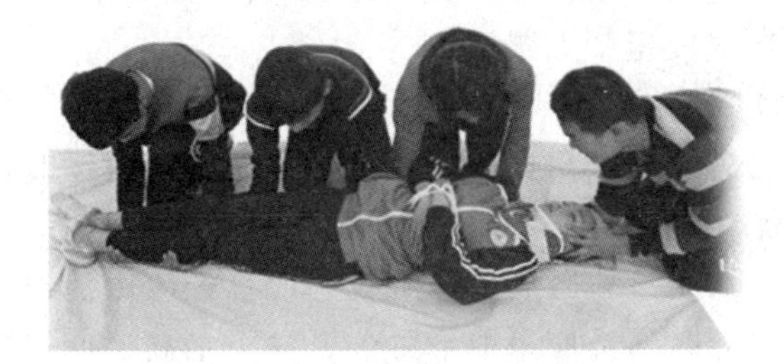

图 2-5-21

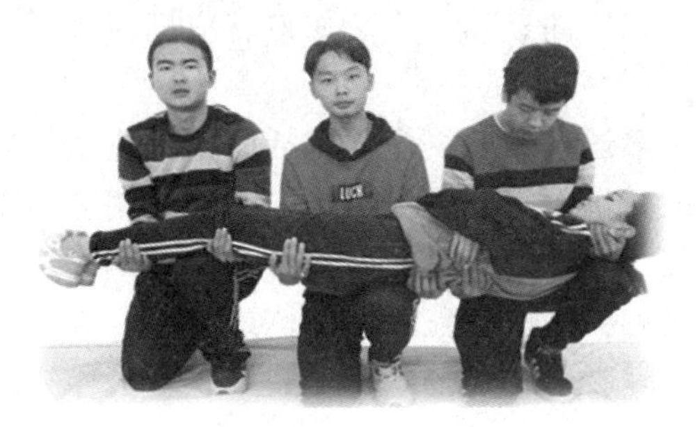

图 2-5-22

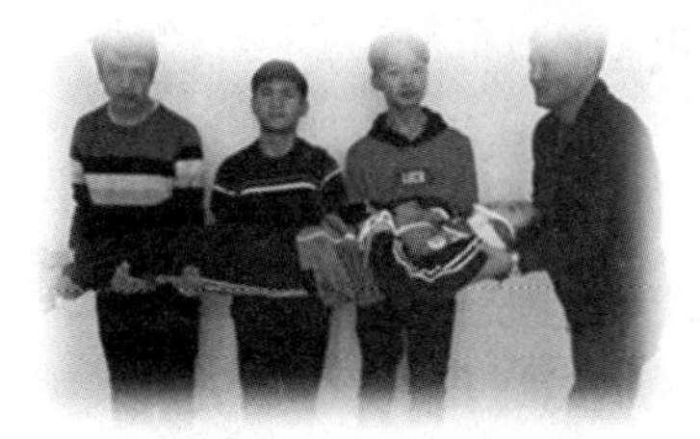

图 2-5-23

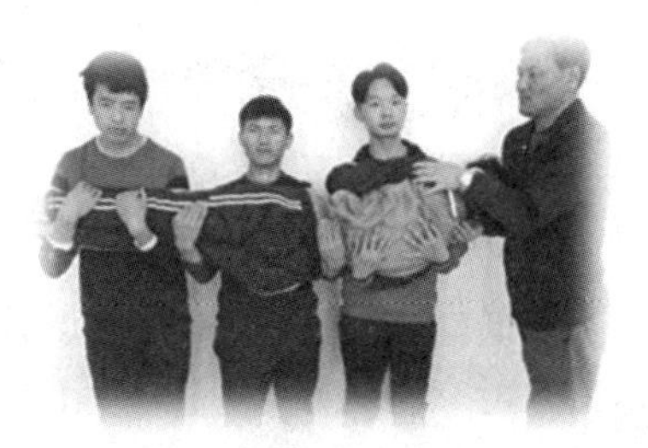

图 2-5-24

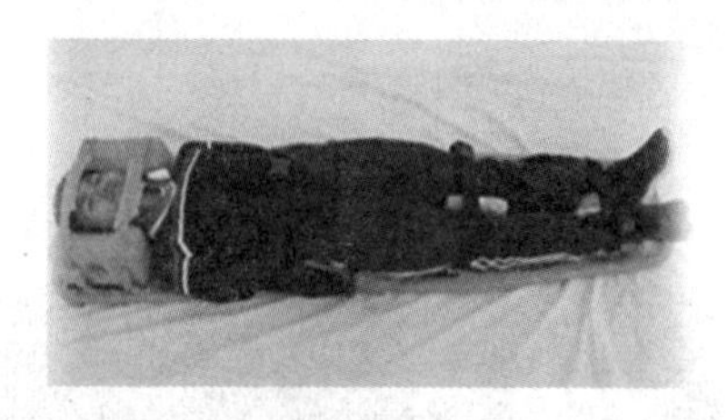

图 2-5-25

（5）骨盆骨折搬运：使伤员仰卧，两腿髋、膝关节半屈、膝下垫好衣卷，两大腿略向外展、用 1 ~ 2 条三角巾折成宽带，围绕臀部和骨抛，在下腹部前面的中间打结。用另一条三角由折成宽条带围绕膝关节固定。用三人平托放在木板担架上搬运。

（6）开放性气胸搬运：首先应严密地堵塞伤口，用三角巾悬吊固定伤侧手臂，再用另一条三角巾围绕胸部加以固定。搬运时伤员应采取半卧位并斜向伤侧，迅速运送医院。

（7）腹部内脏脱出的搬运：内脏脱出应首先应用消毒纱布与腕固定脱出的内脏，搬运时伤员应采取仰卧位，膝下垫高，使腹壁松驰，减少痛苦，同时还应根据伤口的纵横形状采取不同的卧位。如腹部伤口是横裂的，就必须把两腿屈曲；如是直裂伤口就应把腿放平，使伤口不易裂开。

（8）颅脑损伤搬运：颅脑损伤（包括脑膨出）搬运时伤员应向健侧卧位或稳定侧卧位，以保持呼吸道通畅，头部两侧应用衣卷固定，防止摇动并迅速送医院。

（9）颌面伤搬运：伤员应采取侧卧位或俯卧位，便于口内血液和分泌液向外流，保持呼吸道的通畅，以防止窒息。若伴有颈椎伤时，应按颈椎伤处理

三、注意事项

（一）搬运注意事项

（1）根据伤情轻重和特点，采用不同搬运方法。

（2）疑有脊柱、骨盆、双下肢骨折时不能让伤员试行站立。

（3）疑有肋骨骨折不能采取背运的方法。

（4）伤势较重，有昏迷、内脏损伤、脊柱、骨盆骨折、双下肢骨折的病人，应采取担架器材搬运方法，并加以特殊必要的固定。

（5）现场制作的简易担架要注意搬运的禁忌。

（二）护送途中的注意事项

（1）运送病人途中，也是抢救现场，必须严密观察病人情况。

（2）注意包扎肢体的血运情况，有缺血情况者应立即调整包扎。

（3）长时间转动，每 30 ~ 50 分钟要放松 3 ~ 5 分钟，并记录时间。

（4）颈椎骨折者，除身体固定外还要专人牵引固定头部。

（5）担架搬运时，一般头略高于脚，休克者脚略高于头，行进是伤者头在后，脚在前，以便于工作随时观察。

（6）用汽车、火车运送时，床位要固定，防止晃动使伤者再度受伤。

课后练习：

1. 说出现场搬运目的、工具、注意事项，常用搬运方法。
2. 熟练掌握各种搬运及护送操作术。

第三章　常见意外伤害的现场处理

第一节　气道异物梗阻的现场处理

【学习目标】

1. 了解气道异物梗阻的危害性及现场及时处理的重要性。
2. 掌握部分气道梗阻与完全气道异物梗阻区别。
3. 说出常用处理气道异物梗阻几种方法及适应症。
4. 掌握各种气道异物梗阻现场处理措施及注意事项。

【情景导入】

婚宴中，张大爷食用鸡块时，突然出现剧烈咳嗽，随即出现呼吸困难，口唇、面色紫绀。问张大爷发生了什么情况，现场该如何处理?

【工作任务】

1. 指导学习者具有紧急救人意识及人文关怀精神。
2. 指导学习者具有正确判断气道异物梗阻能力。
3. 指导学习者灵活、熟练应用气道异物梗阻的紧急处理措施。

气道异物梗阻是危及生命的常见紧急情况，多见于老年人、儿童，是导致昏迷和呼吸、心跳停止的常见原因。如不及时解除梗阻，病人很快因缺氧出现面色紫绀、意识障碍或死亡。如果异物早期梗阻在喉、气道声门和大气管内，及时采用一些简单的清除方法，完全有可能将异物排出，解除异物梗阻。现场抢救的时间、方法及程序正确与否，是挽救病人生命的关键。

一、气道异物梗阻的表现

（一）部分气道阻塞表现

（1）痛苦表情：常不由自主地以一手呈“V”字状，紧贴于颈部、喉部，表现出窒息的痛苦表情，以示痛苦和求救，如图 3-1-1 所示，是一个特殊典型的体症。

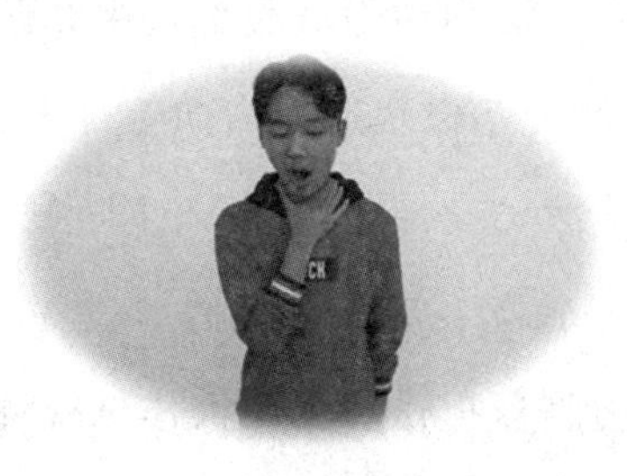

图 3-1-1

（2）尚有较好的通气者，多有剧烈、有力的咳嗽，有典型的喘鸣音。阻塞严重气体交换不足时，表现为呼吸困难、明显气急、咳嗽无力，或有鸡鸣、犬吠样的喘鸣音。

（3）口唇和面色可能发生紫绀或苍白。

（二）完全气道阻塞表现

（1）突然不能说话、不能咳嗽；有挣扎的呼吸动作，但无呼吸声。

（2）面色立即紫绀、灰白、苍白等。

（3）神志很快丧失、出现昏迷，随即出现心跳骤停。

二、清除气道异物的徒手操作方法

如果病人尚有较好的呼吸通气，并非完全梗阻，这时候鼓励病人缓缓吸气，然后强力向外咳嗽，力争自行将异物咳出。如果出现明显气体交换不足，有可能为完全梗阻，应立即采用体位排出法、手拳冲击法、拍背法等。其机理是利用其体位，以手法增加胸内压，用气流去冲击异物，使异物排出气道。

（一）成人气道异物梗阻急救法

1．腹部冲击法（海姆立克 Heimlich 法）

（1）立位腹部冲击法：适用于意识清楚的患者。取立位，现场处理员站在患者背后，令患者弯腰头部前倾，以双臂环绕其腰，如图 3-1-2 所示；一手握空心拳，拳眼顶住伤员腹部正中线脐上方两横指处，如图 3-1-3 所示；另一手紧握此拳以快速向内向上冲击，如图 3-1-4 所示；将拳头压向患者腹部，连续 5 次，以造成人工咳嗽，驱出异物，每次冲击应是独立，有力的动作，注意施力方向，防止胸部和腹内脏器损伤。具体操作见视频。

气道异物梗阻仰卧位腹式冲击法

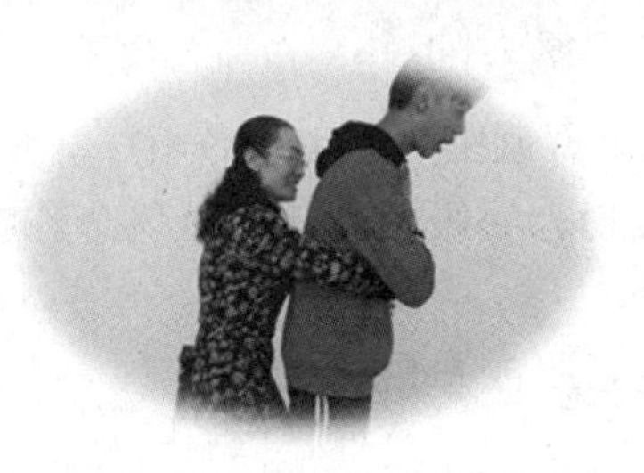

图 3-1-2

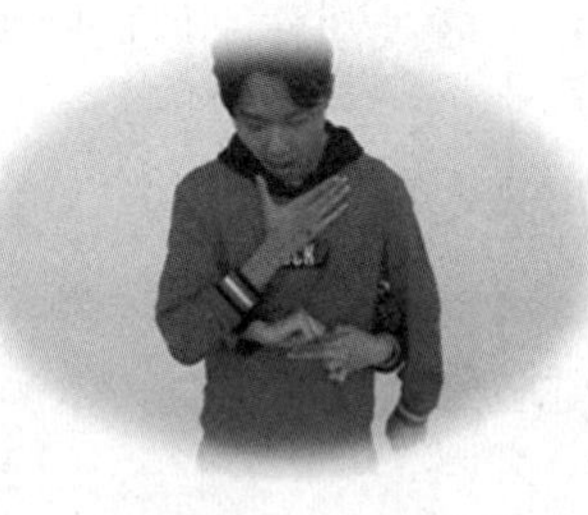

图 3-1-3

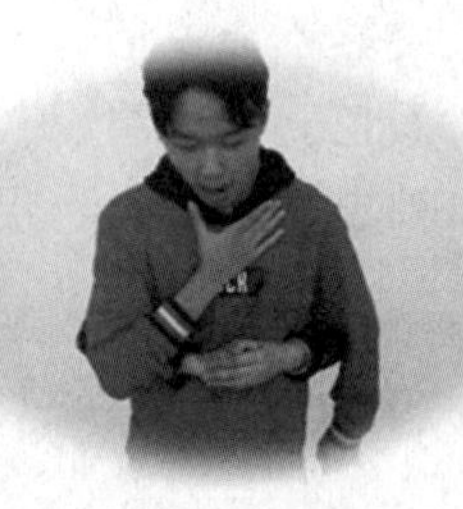

图 3-1-4

（2）卧位腹部冲击法：适用于意识不清或特别肥胖气道异物梗阻者，将其置于仰卧位，使头后仰，开放气道，现场处理员跪其大腿旁成骑跨在两大腿上，以一手的掌根平放在其腹部正中线肚脐的略上方，不能触及剑突，如图 3-1-5 所示，另一手直接放在第一只手背上，两手重叠，如图 3-1-6 所示，一起快速向内向上冲击梗阻者的腹部，连续 5 次，检查异物是否排出在口腔内，若在口腔内，用手取异物法取出，若无，可用冲击腹部 5 次进行检查。具体操作见视频。

气道异物梗阻仰卧位腹式冲击法

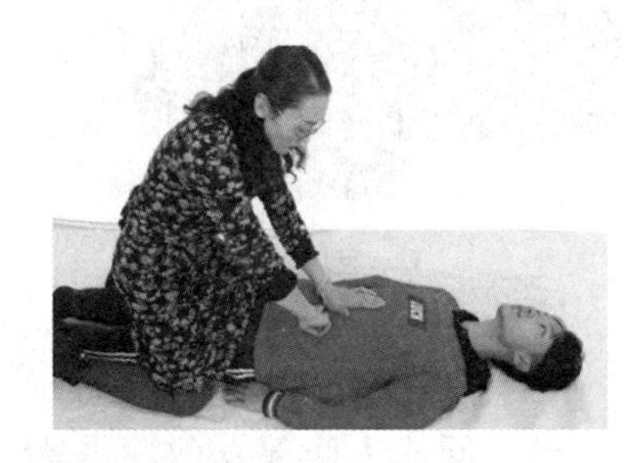
图 3-1-5

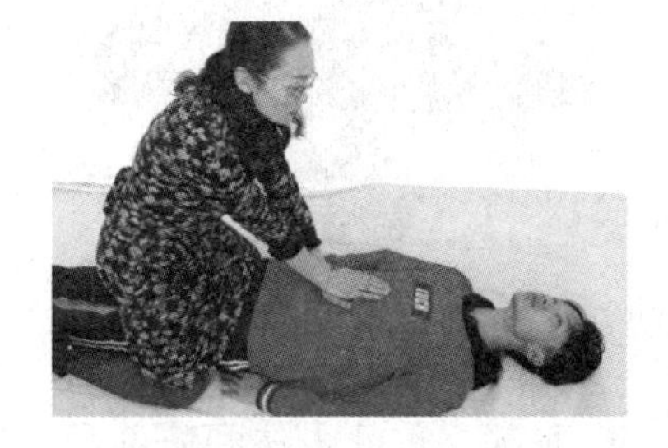
图 3-1-6

2．胸部冲击法

（1）立位胸式冲击法：适用于不宜采用腹式冲击法的梗阻者，如肥胖者、妊娠者。现场处理员站在其背后，如图 3-1-7 所示，两臂从梗阻者腋下环绕其胸部；一手握空心拳，将拳眼置于其胸骨中部，注意避开肋骨缘及剑突；另一手紧握此拳向内如图 3-1-8 所示，向上有节奏的连续冲击 5 次；重复操作如干此，检查异物是否排出。

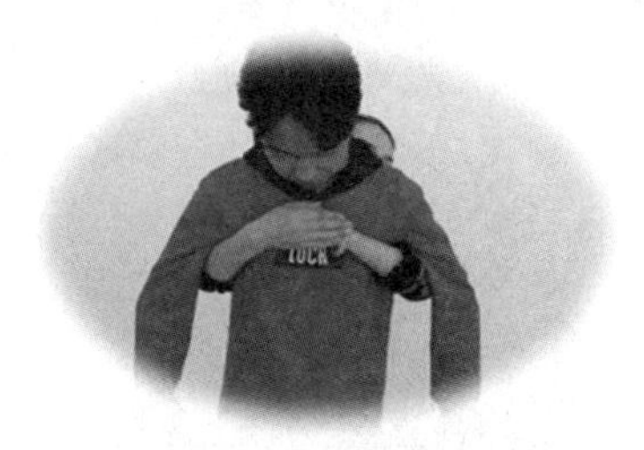

图 3-1-7

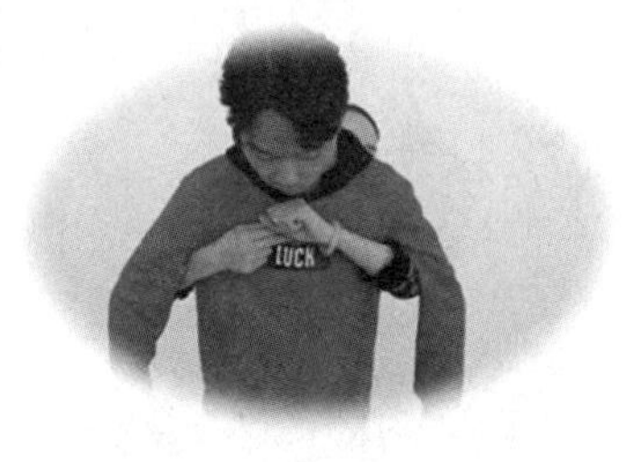

图 3-1-8

（2）卧位胸部冲击法：适用于意识不清的肥胖者、妊娠者伤病员。现场处理员将伤病员置于仰卧位体位，并骑跨在梗阻者髋部两侧；胸部冲击部位与胸外心脏按压部位相同，如图 3-1-9 所示；两手掌根重叠，如图 3-1-10 所示，快速而有节奏的连续冲击 5 次；重复操组若干次，检查异物是否排出；检查呼吸、心跳，如呼吸、心跳停止，立即就地实施心肺复苏术。

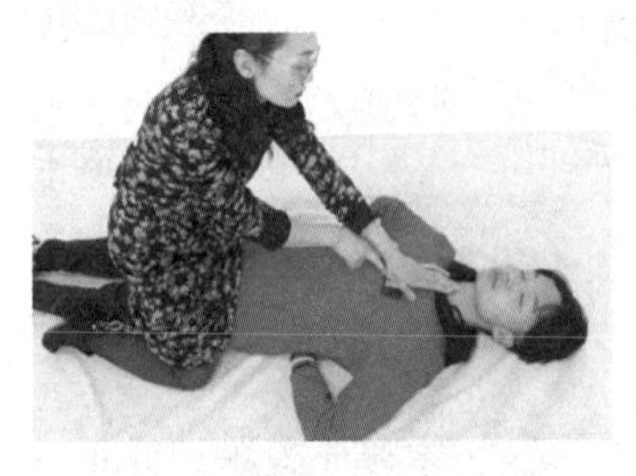

图 3-1-9

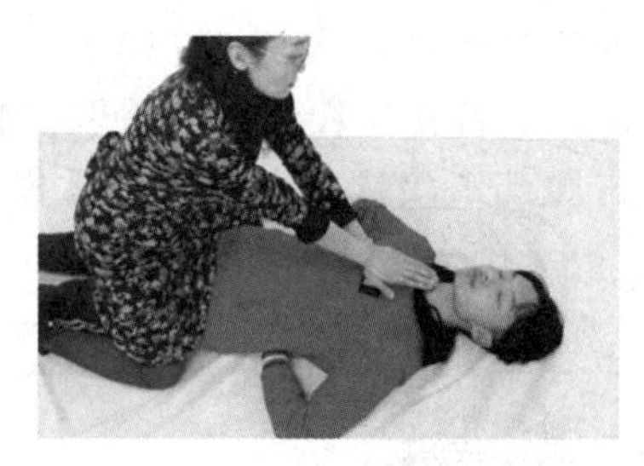

图 3-1-10

（二）儿童救治法

腹部立位冲击法和腹部卧位冲击法，其操作同成人腹部立位冲击法和卧位腹部冲击法。

（三）婴儿救治法

（1）拍背法：现场处理员前臂支撑在自己的大腿上，婴儿脸朝下骑跨在前臂上，头低于躯干，一手牢牢地握住婴儿下颏以支持其头颈部，如图 3-1-11 所示；用另一手的掌跟部用力拍击婴儿两肩胛骨之间的背部 4 次，如图 3-1-12 所示；利用拍击背部而增加的气道压力，使气道阻塞物松动。

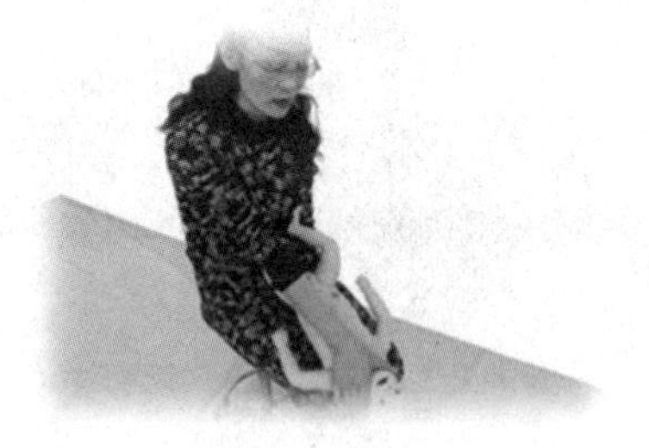

图 3-1-11

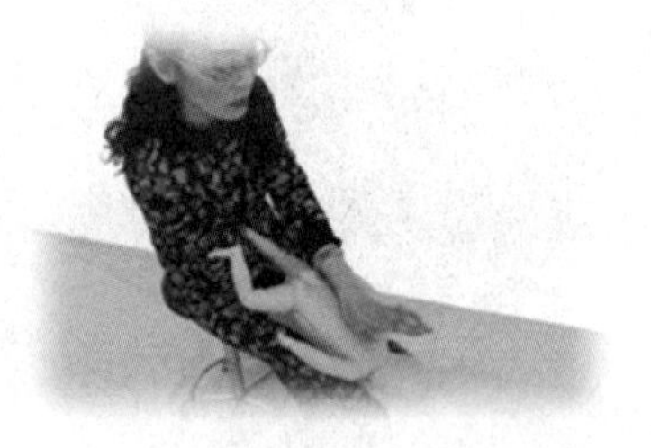

图 3-1-12

（2）胸部手指猛击法：婴儿取仰卧位，抱持于现场处理员手臂弯中，头略低于躯干，用两个手指猛击两乳头连线与胸骨正中线交界点下一横指处 4 次，通过驱使肺内空气向上进入气道，以有足够的驱动力排出异物，如图 3-1-13 所示。

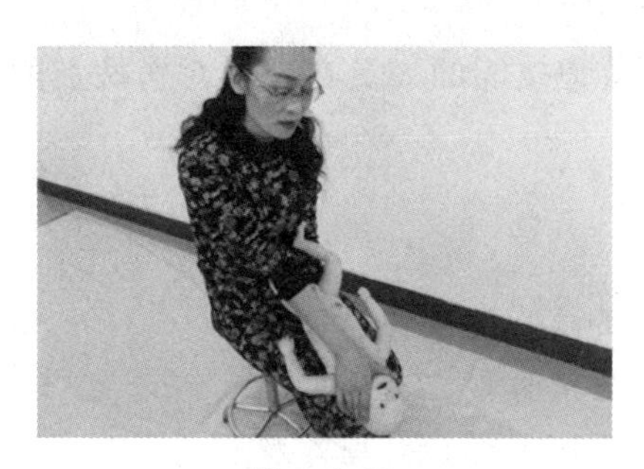

图 3-1-13

必要时可与两种方法交替使用，直到异物排出。对已失去知觉的婴儿，应立即进行两次口对口或口对鼻人工呼吸，若其胸廓上抬，说明气道通畅，应进一步检查昏迷原因。若吹气时阻力很大胸廓不能上抬，说明有气道异物存在导致呼吸道梗阻。在呼救的同时，应立即按照上述方法轮换着拍击背部和胸部，由于婴儿失去知觉不能咳嗽，所以，连续拍击数次后，要将婴儿脸朝上，将大拇指放进婴儿口内舌部上面，提起舌底下颏部使口腔张开，仔细检查口内有无异物。注意要确实见到异物时才能试图将其取出。如此反复持续进行，直至专业抢救人员到达后用器械取出异物。通过以上处理程序，如清除异物成功，则畅通气道，根据心肺脑的情况，给予生命支持，适时转送。如清除异物失败，能吹入气体者，则按如下程序：清理口咽异物——快速连续拍背 4 次——人工呼吸 2 次，反复交替进行；不能吹入气体者，除重复以上程序，有条件时可采用气管穿刺、气管切开，或用喉镜、气管镜及时取出异物，切勿耽搁时间而延误抢救。

三、注意事项

1. 尽早尽快识别气道异物梗阻的表现，迅速做出判断。

2. 实施腹式冲击，定位要准确，不要把手放在胸骨的剑突上或肋缘下。

3. 腹部冲击要注意胃反流导致误吸。

4. 预防气道异物梗阻的发生，如将食物切成小条，缓慢完全咀嚼，儿童口含食物时不要跑步或玩耍等。

5. 气道异物梗阻的处理方法适用于医务工作者或经过红十字会救

护技术培训，具有救护技能的人员在现场对伤病员的救护。

课后练习

1. 说出常见气道异物梗阻的原因?
2. 描述气道异物梗阻临床表现?
3. 说出气道异物梗阻现场处理类型及适用症?
4. 熟练操作常见气道异物梗阻现场处理技术。

第二节 烧伤的现场处理

【学习目标】

1. 了解烧伤对机体的危害及现场紧急处理、护送的重要性。
2. 熟悉常见致热原。
3. 掌握烧伤的现场处理措施。

【情景导入】

某地发生森林失火，一救火的村民衣物被迎面而来火焰点燃，同时造成面部烧伤，假如你在现场，该如何正确处理?

【工作任务】

1. 指导学习者了解烧伤对机体的危害性及紧急现场处理的重要性。
2. 指导学习者识别各种致热原。
3. 指导学习者熟练烧伤的现场处理技术，并培养学习者紧急救人及处理现场综合素质。

烧伤是火灾中较常见的创伤之一，烧伤不仅会使皮肤损伤，而且还可深达肌肉骨骼，严重者能引起一系列的全身变化，如休克、感染等。日常生活中，常易导致受伤的致热源有火焰、蒸气、高温液体如沸水、沸油、高温金属、化学烧伤、电力烧伤等。任何致热源从接触身体到造成损伤均需要一个过程，只是时间长短不一而已，因此现场处理时，应该争取时间，尽快采取正确有效的方法消除致热原，将其对身体伤害降低到最低限度，其次是对烧伤者进行简单现场医疗救护，以达到保护创面，减少感染，便于运送目的。具体操作如下：

一、迅速消除致热源

（一）火焰烧伤

（1）尽快脱去着火的衣服，特别是化纤衣服，以免继续烧伤，使创面扩大加深。

（2）迅速卧倒，慢慢在地上滚动，压灭火焰。

（3）用身边不易燃的材料，如雨衣（非塑料或油布）、大衣、毯子、棉被等阻燃材料，迅速覆盖着火处，使之与空气隔绝。

（4）用水将火浇灭或跳入附近水池、河沟内灭火。

（5）衣服着火时不得站立或奔跑呼叫，以防头面部烧伤或吸入性损伤。使伤员迅速离开密闭和通气不良的现场，防止吸入烟雾和高热空气引起呼吸道损伤。

（6）已灭火而未脱去的燃烧的衣服，特别是棉衣或毛衣，务必仔细检查是否仍有余烬，以免再次燃烧，使烧伤加深加重。

（二）热液（开水、沸汤等）烫伤

（1）迅速脱去被热液浸渍的衣服。

（2）可用冷水连续冲 30 分钟左右，或将烫伤局部浸泡在冷水中，以减轻疼痛和损伤程度。

（三）化学烧伤

（1）应迅速脱去化学物质浸渍的衣服，脱衣动作应该迅速、敏捷，又要小心谨慎。套式衣裙宜向下脱，而不应向上脱，以免浸污烧伤面部，伤及眼部损伤视力。

（2）化学烧伤的严重程度除化学物质的性质和浓度外，多与接触时间有关。因此无论何种化学物质烧伤，均应立即用大量清洁水冲洗至少

20分钟以上，可冲淡和清除残留的化学物质。

（3）巧用中和剂：如磷烧伤时可用5%碳酸氢钠，但切不可因为等待获取中和剂，而耽误冲洗时间。使用中和剂时，因发生中和反应可产生热量，有时可加深烧伤。生石灰烧伤，应先用干布将生石灰擦去，如能用软毛刷轻轻刷净则更好，然后再用水冲洗，以免生石灰遇水产热，加重烧伤。

（4）磷烧伤时，应立即扑灭火焰，脱去污染的衣服，用大量流动水冲洗创面，最后将患部浸入水中，洗掉磷，并使残留的磷与空气隔绝。如一时缺水，可用多层湿布包扎创面，以使磷与空气隔绝，防止继续燃烧。禁用任何油质敷料包扎创面，以免增加磷的溶解与吸收，引起更严重的磷中毒。

二、现场简单有效处理措施

现场烧伤创面一般无须特殊处理。为防止创面污染而加重损害，应进行简单包扎，或以清洁的被单、衣服等覆盖、包裹以保护创面。不管是烧伤或烫伤，创面严禁用红汞、龙胆紫等有颜色药物，以免影响对创面深度的判断和处理，且大量涂擦红汞，可因创面吸收而致汞中毒。勿用盐、糖、酱油、牙膏等涂抹创面，防止污染。天寒季节。尤其是夜间应注意保暖，以避免加速发生或加重休克。如严重车祸、爆炸事故时烧伤合并有骨折，脑外伤、气胸或腹部脏器损伤时。

课后练习

1. 衣服着火时不得________或________呼叫，以防止________烧伤或吸入性损伤。

2. 如被开水或沸汤烫伤时，立即用流动冷水连续冲__________分钟左右，以减轻损伤程度。

3. 生石灰烧伤时，应先用__________________将生石灰擦去，如能用____________________刷净则更好。

4. 磷烧伤时，如一时缺水，可用________________包扎创面，以使磷与空气隔绝，防止继续燃烧。

5. 现场烧伤创面一般无须______________。但为防止创面污染而加重损害，应进行___________，或以_________________等覆盖、包裹以保护创面。

6. 不管是烧伤或烫伤，创面严禁涂擦______________等有颜色药物，以免影响对创面深度的判断和处理。

第三节 触电的现场处理

【学习目标】

1. 了解触电的危害性及现场紧急处理的重要性。
2. 掌握触电的现场处理措施。

【情景导入】

小东，12 岁，和小伙伴放风筝，由于风大将风筝挂到高压电线上，小东在取风筝时触电了，伙伴们纷纷去帮忙，问：对触电患者进行现场救护时如何保障救护者与救护对象的安全？

【工作任务】

1. 指导学习者了解触电的危害性及现场处理的重要性。
2. 指导学习者具有安全意识。
3. 指导学习者掌握现场处理技术的实施。

人触电以后，会出现神经麻痹、呼吸困难、血压升高、昏迷、痉挛，甚至呼吸中断、心脏停跳等症状，严重者导致昏迷不醒。如果未见明显的致命外伤，就不能轻率地认定触电者已经死亡，而应该看作是“假死”，施行急救。

触电后，现场处理速度越快，其获救几率越大，因为电流作用时间与伤害成正比。有资料表明，从触电后 1 分钟开始救治者，90% 有良好效果，从触电后 12 分钟开始救治者，救活的可能性很小。故对该类人有效的现场处理在于快而得法。故触电时，现场处理的第一步使触电者迅速脱离电源；第二步是紧急呼救，启动 EMS 系统；第三步现场实施处理技术。

（一）使触电者迅速脱离电源

人触电以后，可能因痉挛或失去知觉等原因，而紧抓带电体，不能自行摆脱电源。因此在保证救护者本身安全的同时，必须首先设法使触电者迅速脱离电源，具体操作方法如下：

（1）对于低压触电事故，如果触电地点附近有电源开关或插头，可立即拉开开关或拔出插头，断开电源；如果触电地点附近没有电源开关或插头，可用有绝缘的电工钳或有干燥木柄的斧头切断电线，断开电源；当电线搭落在触电者身上或被压在身下时，可用干燥的衣服、手套、绳索、皮带、木棒、竹杆、扁担、塑料棒等绝缘物作为工具，挑开电线或者拉开触电者，使触电者脱离电源。

（2）对于高压触电事故，应立即通知有关部门停电。

（3）对高空触电者，施救者最好做好自身高空操作安全措施。

（二）进行现场处理

如触电者神志不清，应就地仰面平躺，确保气道通畅，并用 5 秒时间呼叫或轻拍触电者，以判定是否神志不清。需要抢救的伤员，应该坚持正确抢救，并及时与医疗部门联系，并在现场进行一下急救工作。

（1）解开妨碍触电者呼吸的紧身衣服。

（2）检查触电者的口腔，清理口腔的黏液，如有假牙，则取下。

（3）立即就地进行抢救，如呼吸停止，采用心肺复苏法抢救。

（三）关于电伤的处理

电伤是触电引起的人体外部损伤（包括电击引起的摔伤）、电灼伤、电烙伤、皮肤金属化这类组织损伤，需要到医院治疗。但现场也必须做预处理，以防止细菌感染，损伤扩大。这样，可以减轻触电者的痛苦和便于转送医院。

（1）对于一般性的外伤创面，可用无菌生理食盐水或清洁的温开水冲洗后，再用消毒纱布防腐绷带或干净的布包扎，然后将触电者护送去医院。

（2）如伤口大出血，要立即设法止住。压迫止血法是最迅速的临时止血法，即用手指、手掌或止血橡皮带，在出血处供血端将血管压瘪在骨骼上而止血，同时火速送医院处置。如果伤口出血不严重，可用消毒纱布或干净的布料叠几层盖在伤口处压紧止血。

（3）高压触电造成的电弧灼伤，往往深达骨骼，处理十分复杂。现场处理时，可用无菌生理盐水或清洁的温开水冲洗，再用酒精全面涂擦，然后用消毒被单或干净的布类包裹好送往医院处理。

（4）对于因触电摔跌而骨折的触电者，应先止血、包扎，然后用木板、竹竿、木棍等物品将骨折肢体临时固定并速送医院处理。

课后练习

1. 电流作用时间与伤害程度成____________。

2. 对于低压触电事故，如果触电地点附近有电源开关或插头，可立即________或________，断开电源；如果触电地点附近没有电源开关或插头，可用有____________或___切断电线，断开电源；当电线搭落在触电者身上或被压在身下时，可用___________________等绝缘物作为工具，挑开电线或者拉开触电者，使触电者脱离电源。

第四节　溺水的现场处理

【学习目标】

1. 了解溺水的危害性及现场处理的重要性。
2. 掌握溺水者的现场处理流程。
3. 掌握溺水者现场处理措施。

【情景导入】

马路上一大型货车突然完全失控，在撞倒中心隔离墩后驶入对向车道，与一满载乘客的中巴车迎面相撞，并双双坠入路基下 3 米的水塘，部分乘客被抛出车窗外而落水。你作为路过游客该如何拨打 120 急救电话，报急救，该如何救护落水的游客及对被救上岸后对昏迷患者急救。

【工作任务】

1. 指导学习者认识溺水的危害性及现场处理的重要性。
2. 指导学习者掌握现场处理溺水者的流程及操作技术。
3. 指导学习者掌握水中救人技术。
4. 指导学习者具有紧急救人意识和自我保护意识。

人淹没于水中，由于呼吸道被水、污泥、杂草等杂质阻塞，喉头、气管发生后射性痉挛，引起窒息和缺氧，主要表现为面部青紫、肿胀、双眼充血，口腔、鼻孔和气管充满血性泡沫，肢体冰冷，脉细弱，甚至抽搐或呼吸心跳停止。如现场立即实施正确处理技术，可以挽救其生命。

现场处理流程如下：

（一）发现溺水者后立即指定专人拨打 120 或附件医院急诊电话，请求医疗急救。

（二）同时下水救人，其水中救人措施如下：

（1）救人者应镇静，尽可能脱去衣裤，尤其要脱去鞋靴，迅速游到溺水者附近。

（2）对筋疲力尽的溺水者，可从头部接近。

（3）对神志清醒的溺水者，应从背后接近，用一只手从背后抱住溺水者的头颈，另一只手抓住溺水者的手臂游向岸边。

（4）如救人者游泳技术不熟练，则最好携带救生圈、木板或用小船进行救护，或投下绳索、竹竿等，使溺水者握住再拖带上岸。

（5）救援时要注意，防止被溺水者紧抱缠身而双双发生危险。如被抱住，不要相互拖拉，应放手自沉，使溺水者手松开，再进行救护。

（三）溺水者被救上岸后，立即清除口鼻里的堵塞物，使其头朝下，立刻撬开其牙齿，用手指清除口腔和鼻腔内杂物，再用手掌迅速连续击打其肩后背部，让其呼吸道畅通，并确保舌头不会向后堵住呼吸通道。

（四）倒出呼吸道内积水 可选下列方法之一

（1）救人者单腿跪地；另一腿屈起，将溺水者俯卧置于屈起的大腿上，使其头足下垂。然后颤动大腿或压迫其背部，使其呼吸道内积水倾出。

（2）将溺水者俯卧置于救人者肩部，使其头足下垂，作跑动姿态就可倾出其呼吸道内积水。注意倾水的时间不宜过长，以免延误心肺复苏。

（五）心肺复苏

对呼吸及心跳停止的溺水者，要迅速进行口对口（鼻）式的人工呼吸，同时做胸外心脏按压。

课后练习

1. 练习拨打 120 急救电话。
2. 练习水中救人技术。
3. 练习岸上救人技术。

第五节　交通事故伤害的现场处理

【学习目标】

1. 了解交通事故的危害性及现场处理的重要性。
2. 熟悉交通事故现场处理流程。
3. 掌握交通事故现场处理措施。

【情景导入】

某高速路上发生交通事故，造成多人受伤，假如你在现场，该如何正确处理？

【工作任务】

1. 指导学生了解交通事故的危害性及现场处理的重要性。
2. 指导学生掌握现场处理流程及技术。
3. 指导学生具有紧急救人意识、保护自身安全及宣传交通安全知识意识。

随着交通工具的发达，交通事故也越来越多，特别是大型车祸时有发生，伤者人数较多，伤情较重，多发性创伤，可造成患者心、脑、肺、肾和脊髓等重要脏器功能障碍，严重威胁病人的生命，死亡率高、致残率高。有效的现场处理措施能为病人在伤后第一时间内，开展有效的救治与转运，挽救伤员的生命，提高存活率，为进一步诊治赢得宝贵的时间。

其现场急救程序如下：

（一）立即按下车辆危险信号灯（双闪灯）。

（二）将汽车移到安全的地方，同时将车上人员疏散到安全地带。

（三）在事故现场的后方放置警示标识。

（四）请用595急救包内配置的汽车应急救生器，及穿上救援反光背心等，加强自身安全，特别是在高速公路上，以防发生二次事故。

（五）向“120”“110”报警。

（六）警慎移动伤者，不论在何种情况下，现场处理员要特别预防伤员因搬运不当，所造成颈椎错位、脊髓损伤。应注意以下几个方面：

（1）凡重伤病者从车内搬动、移出前，首先应在原地安置颈托，或进行颈部固定，以防颈椎错位，损伤脊髓，发生高位截瘫；一时没有颈托，可用硬纸板、硬橡胶、厚的帆布，仿制简易颈托。

（2）对昏倒在座椅上的伤病员，安放颈托后，可以将其颈及躯干一并固定在靠背上，然后拆卸座椅，与伤病员一起搬运。

（3）对抛离座位的危重、昏迷伤病员，应原地安置颈托，包扎伤口，再由数人按脊柱损伤的原则搬运伤病员。动作要轻柔，腰臀部要托住，搬动者用力整齐一致，平放在木板或担架上。

（七）请求周围的人进行援助，对伤员进行现场处理，按照现场处理原则和技术，实施正确现场心肺复苏、止血、包扎、固定、搬运及运送。

课后练习：

1. 在交通事故现场，特别是高速公路上，应按下车辆危险信号灯，即________灯，并在交通事故现场后方放置________________________标志，救生员应穿上________背心。

2. 交通事故现场，救生员移动事故车内的受伤人员时要特别预防______错位________损伤。因此移出前首先应在原地安置_________，现场无_________时，可用_________、______、_______ 等仿制简易_________。

第四章　常见急性中毒的现场处理

急性中毒，是指大量毒性较剧的毒物，短时间内突然进入人体内，使人体迅速出现中毒症状。急性中毒多为违犯操作规程及设备故障或误服、误吸等引起。其特点是发病快、变化迅速、对生命危害大。在日常生活中，我们最常遇见的是煤气（一氧化碳）、食物、有机磷农药的中毒。

第一节　急性一氧化碳中毒现场处理（煤气中毒）

【学习目标】

1. 了解急性一氧化碳中毒的危害性及现场处理重要性。
2. 熟悉常见中毒环境。
3. 掌握现场处理措施。

【情景导入】

段某，女，29岁，因天气寒冷，在关闭门窗的环境下，用炉火取暖，后被人发现晕倒在家，发现时神志不清，口唇呈樱桃红色。假如你在现场，该如何处理？

【工作任务】

1. 指导学习者了解急性一氧化碳中毒危害性及现场处理重要性。
2. 指导学习者建立具有宣传预防一氧化碳中毒及现场紧急救人意识。
3. 指导学习者熟悉中毒环境、掌握现场处理措施。

煤气或其他含碳物质燃烧不完全，都会产生一氧化碳，当空气中一氧化碳浓度增加时，所吸一氧化碳与人体红血球中的血红蛋白结合，形成碳氧血红蛋白，造成机体的严重缺氧而死亡。

（一）常见中毒环境

（1）北方冬季，常用煤炉取暖，由于无烟筒或烟筒堵塞、漏气及使用木炭火锅、煤气淋浴器或用炭火取暖等，门窗紧闭，通风不好而发生一氧化碳中毒。

（2）火灾现场产生大量一氧化碳，火灾区域内人员吸入后，短时引起急性一氧化碳中毒。

（3）部分工业生产过程会产生大量一氧化碳，因缺乏安全设施或由机械失检漏气，引起急性中毒。

（4）严冬关闭紧密的单车库内，连续较长时间发动汽车或废气取暖漏气，亦可发生中毒。

（5）冬季用石灰水刷室内墙壁，用煤炉烘房时，门窗紧闭发生中毒。

一氧化碳中毒后，最初感头痛、头昏，全身无力，恶心、呕吐、随中毒的加深而昏倒或昏迷、大小便失禁、面呈樱桃红色、发绀、呼吸困难，重者因呼吸循环中枢衰竭而死亡。

（二）现场处理措施

（1）立即打开门窗通风，使中毒者离开中毒环境，移到通风好的房间或院内，吸入新鲜空气、注意保暖。

（2）对清醒者给喝热糖茶水，有条件时尽可能吸入氧气。

（3）对呼吸困难或呼吸停止者，应进行口对口人工呼吸，且坚持在两小时以上，清理呕吐物，并保持呼吸道畅通。对心跳停止者，进行心肺复苏，同时呼叫急救中心救治。

（4）早送就近医院，进行高压氧舱治疗，是CO中毒的特效疗法。

课后练习

1. 说出一氧化碳中毒现场处理措施。

第二节 急性食物中毒现场处理

【学习目标】

1. 了解急性食物中毒的危害性及现场急救重要性。
2. 掌握急性食物中毒现场急救技术及注意事项。

【情景导入】

小明同学食用过期食物后，出现恶心、呕吐、腹痛、腹泻等症状，往往伴随着头晕、发烧。假如你在现场，该如何处理。

【工作任务】

1. 了解急性食物中毒的危害性及现场处理重要性。
2. 掌握急性食物中毒现场处理措施及注意事项。
3. 建立紧急救人及宣传预防急性食物中毒意识。

人体食用了有毒或变质的食物，会出现恶心、呕吐、腹痛、腹泻等症状，往往伴随着头晕、发烧。吐泻严重者，还可能出现脱水、酸中毒，甚至出现昏迷、休克等症状。其现场急救时遵循尽快排出有毒食物原则。

措施如下：

（一）催吐

人体出现中毒症状后，及时用手指伸向喉咙深处，刺激咽喉后壁、舌根，进行催吐，尽可能将胃里的食物排出。有心脑血管疾病者、老年人、孕妇及儿童应避免用该方法并及早就医。对腐蚀性毒物中毒者不宜催吐，避免引起消化道出血或穿孔。

（二）洗胃

中毒者若神志清醒，可将大量清水分次喝下，再用催吐法吐出。初次进水量不超过 200 mL，反复进行，直至吐出物无色无味为止。另对腐蚀性毒物中毒者不要洗胃；病人昏迷时家属不得自行给予洗胃，应及时呼叫“120”。

（三）护胃

误服腐蚀性毒物，如强酸、强碱，应及时服用鸡蛋清、豆浆、牛奶等，以保护胃黏膜。

（四）导泻

用硫酸钠导泻或灌肠可将肠内毒物排出。此方法一般应在医院进行。

（五）封存

封存并携带可疑食物，提供给医院查找中毒原因。

（六）就医

出现中毒症状后，不要乱服药物。在自行抢救的同时必须立即与医院联系，争取就医时间。

课后练习

1. 出现急性食物中毒症状后，及时用____伸向喉咙深处，刺激咽喉后壁、舌根，进行催吐，尽可能将胃里的食物排出。有心脑血管疾病者、老年人、孕妇及儿童应避免______并及早就医。对腐蚀性毒物中毒者不宜_____，避免引起消化道出血或穿孔。

2. 对急性食物中毒者，进行饮用清水洗胃时，初次进水量不宜超过_____mL。

3. 误服强酸、强碱者，应及时服用_______、________、________等，以保护胃黏膜。

第三节　有机磷农药中毒现场处理

【学习目标】

1. 了解有机磷农药中毒时对机体危害性及现场处理重要性。

2. 熟悉有机磷农药侵入人体途径及临床表现。

3. 掌握有机磷农药中毒的现场处理措施。

【情景导入】

董某，女，27岁，因感情纠葛自服敌百虫自杀未遂，被家人发现时，病人意识清楚，面色苍白，呕吐2次，为胃内容物，假如你在现场，该如何为该病人洗胃，洗胃时选择何种溶液？禁用何种溶液？重点观察哪些内容？

【工作任务】

1. 指导学习者具有识别有机磷农药中毒的途径、临床表现的能力。

2. 指导学习者具有操作有机磷农药中毒现场处理措施能力。

3. 指导学习者具有宣传预防有机磷农药中毒及急救意识。

有机磷农药中毒常见于有机磷农药生产与使用人员。可通过皮肤进入人体，在喷洒过程的气雾可由呼吸道吸入，误服者由消化道吸收等途径，引起中毒。中毒时，其潜伏期也因中毒途径不同而有所差异。经口服者约5～20分钟早期出现恶心、呕吐，以后进入昏迷状态；经呼吸道者，潜伏期约30分钟，吸入后产生呼吸道刺激症状，呼吸困难，视力模糊，而后出现全身症状；经皮肤吸收者潜伏期最长约2～6小时，吸收后有头晕、烦路、出汗、肌张力减低及共济失调等症状。其现场处理措施如下。

（1）迅速将患者脱离中毒现场，搬运到新鲜空气流通处，并立即脱去被污染的衣服、鞋帽等。

（2）用大量生理盐水或清水或肥皂水（敌百虫中毒者禁用）清洗被污染的头发、皮肤、手、脚等处。

（3）口服中毒者应尽早催吐及洗胃。用清水或1∶5000高锰酸钾溶液（对硫磷中毒者禁用）或者2%碳酸氢钠（敌百虫中毒时禁用）溶液洗胃。直至洗出液清晰无农药气味为止。如无洗胃设备，病人又处于清醒状态时可用一般温水让中毒患者进行大量饮服。轻轻刺激咽喉致使呕吐，如此反复多次进行，直至呕吐出的水达到要求为止。此法简便快速易行有效。

（4）及时送往就近医院，进行进一步系统救治。

课后练习

1. 说出有机磷农药中毒途径及现场处理措施。

第五章　五官急症的现场处理

第一节　眼外伤的现场处理

【学习目标】

1. 了解眼外伤的危害性及现场处理重要性。
2. 列出常见眼外伤类型。
3. 掌握各类眼外伤现场处理措施。

【情景导入】

小明和伙伴在春节放鞭炮时，不幸被炸伤左眼，如果你在该如何拨打120急救电话，及该如何实施初步现场处理措施？

【工作任务】

1. 指导学习者具有识别各种眼外伤能力。
2. 指导学习者对各类眼外伤具有现场处理意识和能力。
3. 指导学习者具有宣传预防眼外伤，珍惜生命的意识。

眼组织结构精细而脆弱，受伤后往往不能完全修复，导致不同程度的视力障碍，重者可致失明或眼球萎缩，故应加强眼外伤现场处理措施及防止眼外伤知识宣传。

发生眼外伤后，伤员本人及现场处理员，首先要判明受伤的部位、性质和程度，然后根据不同的情况给予相应的现场处理措施。现分别叙述如下

（一）眼球钝挫伤

眼球钝挫伤常见于拳头、石块及球类打击、跌撞、交通事故是眼球钝挫伤的。

眼球钝挫伤现场处理，若仅引起眼眶周围软组织肿胀而无破口，不可按揉或热敷，以免加重皮下出血，应立即冰袋或冷毛巾冷敷，每天 3～4 次，每次 10～15 分钟。出血停止后 48 小时开始热敷，每天 3～4 次，每次 15 分钟。如果出现视力下降、眼前闪光感、视野缺损（眼前某一范围内感觉被遮挡起来一样）等，应该立即到医院进行全面的检查。

（二）眼球穿通伤

眼球穿通伤常见于燃放鞭炮以及刀剪、弹弓或玻璃等直接刺伤引起，工人作业时，铁屑等弹到眼内也会引起，可造成眼内组织损伤甚至脱出。

眼球穿通伤现场处理，此时切忌把内容物送回眼眶或用水冲洗，会加重损伤或引起感染。应用清洁的纱布遮盖，或使用大小合适的盖子，经开水等消毒后，盖住伤眼并包扎，迅速送医院，同时伤员应尽量避免颠簸及低头动作，防止眼内容物进一步脱出。有时小孩手握竹筷或铅笔奔跑不慎跌倒，竹筷或铅笔扎入眼内，对于插入眼球内的异物原则上不应将其强行拉出，应立即送医。

（三）眼异物伤

眼异物伤包括眼表异物伤和眼内异物伤。眼表异物伤属于较轻的异物伤，指眼表面，包括结膜和角膜浅层的异物伤，异物附着在睑结膜、球结膜、结膜囊内或角膜浅层，异物可包括灰尘、沙粒、铁屑、睫毛等。伤眼有异物感、疼痛、畏光、流泪、视力下降、结膜充血等。

眼异物伤现场处理，在发生眼表异物伤后，切忌用手揉搓，应用生理盐水或眼药水浸湿消毒的棉签轻轻地擦去异物，若异物较深不能除去应立即到医院就诊。眼内异物伤是严重的异物伤，必须立即到医院就诊。

（四）酸碱化学伤

由于碱能溶解脂肪和蛋白质，使化学物质很快浸入深层眼内，后果较酸性烧伤严重。

酸碱化学伤的现场急救处理，无论酸、碱伤都切忌捂住双眼，用手揉搓。应争分夺秒地在现场用可得到的清洁水源彻底冲洗眼部。有条件的，酸性烧伤用3%的小苏打水冲洗，碱性烧伤用3%的硼酸水冲洗。冲洗时翻开眼睑，转动眼球，至少冲洗30分钟，同时分秒必争送往医院治疗。

另外，生活中经常发生洗洁精、沐浴露、洗发水、花露水等不慎流入眼内，此时不要惊慌，可用大量清水冲洗眼部。

（五）辐射性眼损伤

辐射性眼损伤最常见的辐射伤是紫外线损伤，又称电光性眼炎或雪盲。电焊、高原、雪地及紫外线灯管均可造成，一般在照射后3～8小时发作，表现为眼部强烈的异物感、刺痛、畏光、流泪、结膜充血。

辐射性眼损伤现场急救处理，工作生活中应宣传预防和保护措施，在强光下、雪地、水上工作应戴紫外线防护眼镜；电焊工人和水银灯下的电影工作者要戴防护镜等。

课后练习

1. 列出眼外伤类型？
2. 说出各类眼外伤现场处理措施？

第二节　鼻外伤及外耳道异物的现场处理

【学习目标】

1. 了解鼻外伤、外耳道异物的危害性及现场处理重要性。
2. 熟悉鼻外伤、外耳道异物表现。
3. 掌握鼻外伤、外耳道异物现场处理措施。

【情景导入】

小明同学和同伴玩耍时，不小心被同伴撞伤鼻部，表现为鼻部疼痛、肿胀、出血及外鼻形改变，如果你在现场，该如何拨打急救电话及实施现场处理？

【工作任务】

1. 具有识别鼻外伤、外耳道异物表现的能力。
2. 具有正确实施现场处理措施能力。
3. 具有宣传预防鼻外伤及外耳道异物的意识。

（一）鼻外伤现场处理

鼻突于面部，易受重物碰撞或拳、棒打击等而致伤。鼻外伤分为软组织挫伤、裂伤、鼻骨骨折。软组织挫伤表现为局部疼痛、肿胀、出血及外鼻形状改变等。单纯挫伤，有鼻软组织肿胀及皮下瘀血。鼻骨骨折表现为鼻梁上段塌陷或偏斜、有压痛，严重者有骨磨擦音。其现场处理有以下两种方法。

（1）鼻外伤周围用酒精擦拭，或用生理盐水、自来水将创面及周围冲洗干净，然后涂红药水或紫药水，用干净纱布覆盖。如鼻部皮肤未破，早期给予冷敷，1～2天后给予热敷。

（2）鼻骨骨折到医院进行复位，避免咳嗽打喷嚏、擤鼻等动作，应卧床休息。

（二）外耳道异物的现场处理

外耳道异物是指异物不慎进入外耳道所致损伤性疾病。外耳道异物多见于儿童。成人多为挖耳或外伤时所遗留。亦见于虫类侵入而造成。可表现为耳鸣、耳痛、瘙痒、听力下降、眩晕、反射性咳嗽等，轻者可无明显症状。

外耳道异物的现场处理，遵循轻轻操作，取出异物和防感染的现场急救原则，方法如下。

（1）用棉球、火柴棍、纱布、纸团用镊子轻轻夹持取出。

（2）小而滑圆的东西用带钩或耵聍钩环容易取出，不宜用镊子夹，否则越夹越深。

（3）鼓膜表面异物：① 仰头固定，有明视下小心轻巧取出，防损伤鼓膜。② 用注射器吸入生理盐水沿外耳道后壁冲洗，但不要对准异物。

嘱病人头向患侧，用盘接水，注视异和是否出来。此法对外耳道、鼓膜病变和遇水起化学反应、遇水膨胀的异物绝对不能用。

（4）小儿取异物时常用暂时全身麻醉。

（5）外耳有嵌顿于骨中的异物需送医院开刀取出。

（5）外耳有植物性异物者，可先滴入 95% 酒精，使之脱水收缩再取出。

课后练习

1. 说出鼻外伤及外耳道异物表现？
2. 说出鼻外伤及外耳道异物的现场处理措施？

第六章　狂犬、毒蛇咬伤的现场处理

【学习目标】

1. 了解狂犬、毒蛇咬伤的危害性及现场处理的重要性。
2. 熟悉狂犬、毒蛇咬伤的表现。
3. 掌握狂犬、毒蛇咬伤的现场处理措施。

【情景导入】

小明同学被邻居家狗咬伤，腿部有一深 1.2cm 伤口，为预防狂犬病发生，该如何实施现场处理措施？

小明同学随隔壁张大爷上山采草药，张大爷在采草药的过程中，被一毒蛇咬伤，为预防毒蛇神经毒素侵入，你在现场该如何实施处理措施！

【工作任务】

1. 指导学习者具有识别狂犬、毒蛇咬伤的能力。
2. 指导学习者具有现场处理狂犬、毒蛇咬伤的能力。
3. 指导学习者具有宣传预防狂犬、毒蛇咬伤的能力。

第一节　狂犬咬伤的现场处理

狂犬病是被感染狂犬病毒的动物（一般是狗、猫）等咬伤、抓伤、舔舐伤口或黏膜而引起的急性传染病，又称恐水病，疯狗病。初期多有低热，头痛，倦怠，周身不适，食欲不正，精神恍惚，烦躁不安，咽喉发紧等症状，同时伤口部位及神经通路上有麻木痒感，持续 2 ~ 5 天后则出现因高度兴奋而表现为极度恐怖、恐水、怕风、发作性咽肌痉挛、呼吸困难、排尿排便困难及多汗流涎等典型症状。其事故事处理方式如下。

（一）被犬、猫等宿主动物咬抓伤后，凡不能确定伤人动物是否健康，都要采取积极措施。

（二）局部伤口的处理越早越好，其中彻底冲洗伤口是现场处理中至关重要的措施，是决定抢救成败的关键。一般遵循就地、立即、彻底冲洗伤口原则，用最快速度，就地用大量清水冲洗伤口，持续冲洗 30 分钟以上。若周围一时无水源，可先用人尿代替清水冲洗，然后再设法找水，冲洗伤口要彻底。

狗咬伤的伤口往往是外口小里面深，这就要求冲洗的时候尽可能把伤口扩大，并用力挤压周围软组织，设法把在伤口表面的狗唾液和伤口上的血液冲洗干净。若伤口出血过多，应设法立即上止血带，然后再送医院急救。记住：不要包扎伤口！

第二节　毒蛇咬伤的现场处理

蛇伤是农村常见突发外伤，被毒蛇咬伤后，伤口可见毒蛇牙痕，其临床表现因蛇毒的种类不同而异，主要有以下症状：

（一）神经毒症状局部症状开始可不明显。仅有瘙痒、麻木感。一般咬后 2～5 小时出现肌肉麻痹，如乏力、眼睑下垂、声音嘶哑和吞咽困难，重者可出现肢体瘫痪、呼吸肌麻痹甚至死亡。此外还有头晕、胸闷、视力模糊、流涎甚至昏迷、惊厥等。

（二）血液毒症状局部症状较显著，有剧痛、肿胀，伴瘀斑、血疱或组织坏死、溃烂等。被咬伤者局部淋巴结肿大、疼痛。可有发热、烦躁不安、心律失常及黄疸、出血、贫血等全身症状。重者可有循环衰竭或肾衰竭。被毒蛇咬伤之后，应立即进行现场急救。只要措施有力，处置快速，一般都可以减轻局部和全身中毒症状，而且容易恢复健康。其现场处理措施如下。

（1）保持冷静。千万不可以紧张乱跑奔走求救，这样会加速毒液散布。尽可能辨识咬人的蛇有何特征，不可让伤者使用酒、浓茶、咖啡等兴奋性饮料。

（2）立即缚扎。用止血带缚于伤口近心端上 5～10 cm 处，如无止血带可用毛巾，手帕或撕下的布条代替，扎敷时不可太紧，应可通过一指，其程度应以能阻止静脉和淋巴回流不妨碍动脉流通为原则（和止血带止血法阻止动脉回流不同），每两小时放松一次即可（每次放松一分钟）。而以前的观念认为 15 至 30 分钟中要放松 30 秒至 1 分钟，临床视实际状况而定，如果伤处肿胀迅速扩大，要检查是否绑得太紧，绑的时间应缩短，放松时间应增多，以免组织坏死。

（3）冲洗切开伤口，适当吸吮，伤口切开之前必须先以生理食盐水、蒸馏水，必要时亦可用清水清洗伤口。再将伤口以消毒刀片切开成十字型，以吸吮器将毒血吸出，宜避免直接以口吸出毒液，若口腔内有伤口可能引起中毒。

（4）立即送医。除非肯定是无毒蛇咬伤，否则还是应视作毒蛇咬伤，并送至有血清的医疗单位接受进一步治疗。

课后练习：

1. 说出狂犬、毒蛇咬伤的现场处理措施？

第七章　地震的现场处理

【学习目标】

1. 了解地震、火灾的危害性及现场处理重要性。
2. 熟悉地震现场中检伤分类原则。
3. 掌握地震现场中处理措施。

【情景导入】

某地发生地震，造成房屋倒塌，多人被埋在废墟中，你在现场，该如何实施现场处理？

【工作任务】

1. 了解地震的危害性及现场处理重要性。
2. 掌握地震现场中检伤分类原则。
3. 结合伤情，迅速采取有效的现场处理措施。
4. 紧急救人及自我防护意识。

地震灾害具有突发紧急性、危重灾难性和环境复杂性等特点，往往会造成大规模伤亡，伤员病情重、变化快，伤情可彼此掩盖又相互作用，加上条件所限，现场事故处理工作量大，任务艰巨，故地震灾害现场处理措施应遵循，先处理“生”再处理“人”的原则，按照“快速评估病情—优先处理致命伤，维持生命体征—稳定病情—迅速安全转运”的程序，有条不紊地开展救援工作。

（一）快速评估病情

当有大批伤员需要救治时，现场处理员不急于处理某个伤员，应首先对所有伤员的病情迅速评估，尤其注意那些无反应能力的伤员，要对病情的严重程度进行分层，并做好标记。推荐按照 A、B、C、D、E 的顺序评估每一位伤员的病情，具体内容如下。

A：气道，判断气道是否通畅，有无梗阻。

B：呼吸，观察呼吸频率和节律，注意有否张力性气胸和连枷胸。

C：循环，评估有无活动性大出血并测量血压，如现场伤员众多来不及逐一测量血压，可采取下述方法估测血压：触及桡动脉、股动脉或者颈动脉搏动，则收缩压至少分别为 75、70、60 mmHg（1 mmHg = 0.133 kPa）。

D：神经系统障碍，确定意识状态，观察瞳孔大小和有无肢体瘫痪。

E：暴露，尽量充分显露伤员各部位以发现重要损伤。对于生命体征平稳的患者，按照“CRASHPLAN”顺序进行检伤，C：心脏（cardiac）；R：呼吸（respiratory，这里指胸廓）；A：动脉（棚 eries）；S：脊柱（spine）；H：头（head）；P：骨盆（pelvis）；L：四肢（1imb）；A：腹部（abdomen）；N：神经（nerves）。

（二）维持生命体征

优先处理致命伤：致命伤是指可直接导致死亡的损伤，包括窒息、休克、活动性大出血、张力性或开放性气胸等。首先应清除呼吸道异物，昏迷伤员头侧偏，必要时下口咽管保持呼吸道通畅，维持呼吸功能，纠正缺氧；迅速有效控制活动性大出血，对于脉搏细速、毛细血管再充盈时间延长、皮肤湿冷的伤员立即开通静脉通路快速补液，纠正休克，维持循环功能。对于有未控制的活动性出血伤员，主张控制性液体复苏使收缩压控制在 90 ~ 100 mmHg（12.0 ~ 13.3 kPa），以维持机体基本需要；对张力性气胸伤员迅速排气减压，对开放式气胸伤员紧急封闭胸壁伤口。

（三）现场止血技术

详情见第二章第二节。

（四）骨折的现场处理

详情见第二章第四节

（五）特殊情况的处理

（1）昏迷伤员：首先应注意开放伤员气道，清除口腔内呕吐物，使其头偏向一侧，以防止舌后坠或者异物阻塞气道造成窒息。解开领扣和裤带以利呼吸。转运时也应头偏一侧，利于口腔内分泌物、血液、黏液以及其他异物排出。注意取出昏迷患者衣物上的硬物锐器等，以免压伤。

（2）挤压伤：伤员被重物挤压引起肢体肿胀青紫时，力争及早解除重物压迫，保持伤肢制动，不能对患处按摩、热敷或结扎，以免局部产生的肌红蛋白和毒素吸收入血，引发或者加重急性肾衰竭。注意伤肢不能抬高。正确的做法是在患处用冷毛巾或者冰块冷敷降温，尽量减少毒素吸收。可鼓励患者多饮水，尤其建议饮用碱性饮料，以碱化尿液，避免肌红蛋白在肾小管内沉积。

（3）锐器插入伤：详情见第二章第四节。

（4）腹部开放性损伤：详情见第二章第四节。

（5）创伤后应激障碍：对于困在废墟中，一时难以救出的伤员以及失去亲人的伤员，常会出现难过、紧张、焦虑、恐怖等，应该及时进行心理疏导，稳定其情绪，增强他们战胜困难的信心和勇气。

（6）次生灾害：地震灾害现场发生火灾、毒气泄漏等次生灾害时，现场处理人员应该带领大家用湿毛巾捂住口鼻，匍匐绕到逆风方向去，立即脱掉燃烧的衣物，或者用湿衣物覆盖身体，或者就地打滚，切忌用手扑打火苗。

（六）迅速安全转运

转运伤员时应强调个体化原则，针对不同的伤情，采取不同的体位和特殊的搬运方法，避免人为因素加或造成再次伤害，安全迅速转运伤员到有条件的医疗单位。其搬运及运送详情见第二章第五节。

课后练习

1. 说出地震现场处理措施。

参考文献

[1] 王为民，来和平. 急救护理技术. 3 版. 北京：北京人民出版社，2017.

[2] 中国红十字会总编. 救护修订版. 北京：社会科学文献出版社，